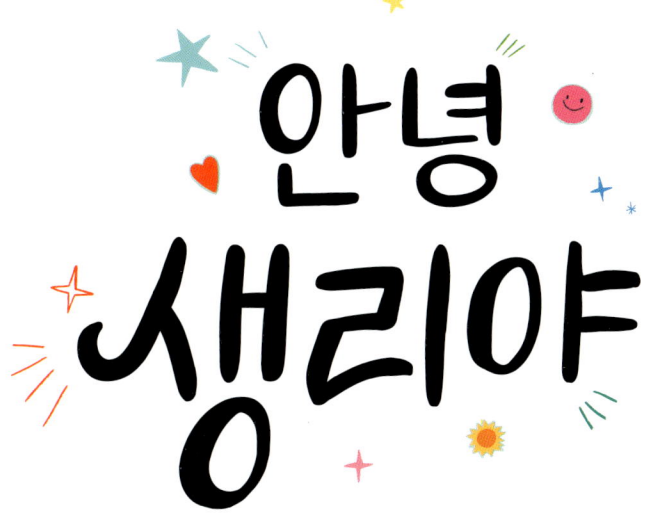

첼라 퀸트 글 | 조바나 메데이로스 그림
김정은 옮김 | 정선화 감수

파스텔하우스

리오나와 가에타노에게, 이 책은 너희를 위한 거야!
우리 가족과 생리 긍정을 응원하는 모든 사람들에게,
이 책의 출간을 기다리고 도와주셔서 감사합니다.
— 첼라 퀸트

내가 10대였을 때부터 어른이 되어서까지 늘 나를
이끌어 주고 도와준 안젤리카와 탈리타에게
— 조바나 메데이로스

Own Your Period

© 2021 Quarto Publishing plc
Text © 2021 Chella Quint
Illustrations Giovana Medeiros
All rights reserved.
Korean translation copyright © 2022 Pastelhouse Publishing Company
Korean translation rights arranged with Quarto Publishing plc
through EYA(Eric Yang Agency).

이 책의 한국어판 저작권은 EYA(Eric Yang Agency)를 통해
Quarto Publishing plc 사와 독점 계약한 파스텔하우스에 있습니다.
저작권법에 의해 한국 내에서 보호를 받는 저작물이므로 무단 전재와 무단 복제를 금합니다.

파스텔 읽기책 02

안녕, 생리야

초판 발행 2022년 7월 13일
초판 2쇄 발행 2023년 3월 6일
글 첼라 퀸트 **그림** 조바나 메데이로스 **번역** 김정은 **감수** 정선화
기획편집 최문영 **디자인** 박미경 **제작** 공간
독자기획 김하늬(곽리재), 김현화, 박정윤(옥승민, 옥지수), 정보라(이지민), 최순지(김나온)
펴낸이 최문영 **펴낸곳** 파스텔하우스 **출판등록** 제2020-000247호(2020년 9월 9일)
주소 04038 서울특별시 마포구 잔다리로 48, 3층
전화 02-332-2007 **팩스** 02-6007-1151 **이메일** pastelhousebook@naver.com
ISBN 979-11-974942-5-3 73510

잘못 만들어진 책은 서점에서 바꾸어 드립니다.
이 책은 저작권법에 따라 보호받는 저작물이므로 무단 전재와 무단 복제를 금합니다.
이 책의 전부 또는 일부를 이용하려면 반드시 저작권자와 출판사의 서면 동의를 받아야 합니다.

홈페이지 pastelbook.co.kr **인스타그램** @pastelhousebook
다양한 책 이벤트에 참여하고, 독후 활동 자료도 받아요.
어린이 청소년 독자님의 의견과 질문을 언제나 환영합니다.

| **제품명** 아동도서
제조사명 파스텔하우스
제조국명 한국
사용연령 8세 이상 | **주의사항** 종이에 베이거나 긁히지 않도록 조심하세요.
책 모서리가 날카로우니 던지거나 떨어뜨리지 마세요.
KC마크는 이 제품이 공통안전기준에 적합하였음을
의미합니다. |

차례

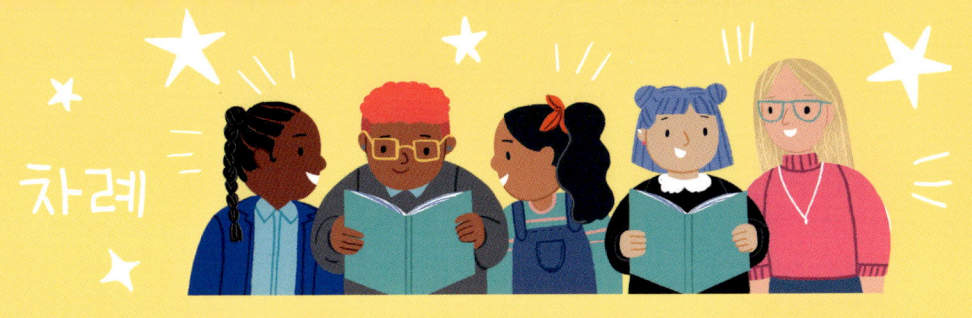

머리말 안녕, 난 첼라야!	4
이 책을 누가 읽으면 좋을까?	6

1장 생리 기초 배우기 8

사춘기와 생리	10
생리는 어디서 나와?	12
너의 몸속을 들여다보자	16
생리하게 하는 호르몬들	18
생리 주기와 각 단계	20
일생 동안의 생리	24
아기를 갖는다는 것	28
통계로 본 생리	30

2장 생리 관리하기 32

생리는 어떻게 생겼어?	34
생리할 때는 어떤 느낌이야?	36
생리 주기 표 만들기	40
여러 종류의 분비물	44
생리와 관련된 질병들	46
생리 고민 말하는 방법	48
쭉 건강하게 생리하는 방법	50
다양한 생리용품	54

지속 가능한 생리용품	64
얼룩과 냄새가 걱정돼	66

3장 생리 긍정하기 68

생리를 창피하게 여기는 일	70
생리에 대한 근거 없는 말	72
광고에 나오는 생리 메시지	78
생리 긍정 소비자 되기	82
생리를 당당하게 말하기	84
학교에서 생리 긍정 활동하기	86
생리 긍정 약속 나누기	88
생리는 나의 것!	90

용어 설명	92
찾아보기	96
참고할 수 있는 자료	99

머리말

안녕, 난 첼라야!

어렸을 때, 난 앞으로 자라면서 겪을 변화에 대한 이야기를 들었어. 조금 두려웠지만 궁금한 것도 많았지. 그렇지만 사람들에게 생리에 대한 질문을 하면 피하고 싶어 하는 듯했어. 나는 생리를 말하는 것을 누구도 꺼리지 않으면 좋겠다고 생각했어. 그래서 대학생이 되어서 생리를 직접 공부하게 되었지!

생리의 모든 것을 배웠고, 사람들이 생리에 자신감을 갖도록 돕는 게 재미있다는 것도 알게 되었어. 난 이 배움을 행동으로 옮기기 시작했어. 그랬더니 사람들이 점점 생리를 터놓고 이야기하고, 불만을 말하고, 자신 있게 질문하고, 자기가 아는 것을 다른 사람들과도 나누게 되는 거야. 나는 이런 모습을 **생리 긍정**이라고 부르고 있어!

이 책은 생리를 어떻게 하게 되는지, 생리할 때 어떤 느낌이 드는지 등 네가 궁금해하는 모든 것을 알려 줄 거야. 생리를 부끄럽게 여기는 태도에 어떻게 대처할지도 배울 거야. 당장 이 모든 걸 아는 게 부담스럽다면 나중에 이 책을 다시 펼쳐도 좋아. 《안녕, 생리야》는 네가 필요하면 언제든 여기에 있을 테니까.

첼라가 ♡

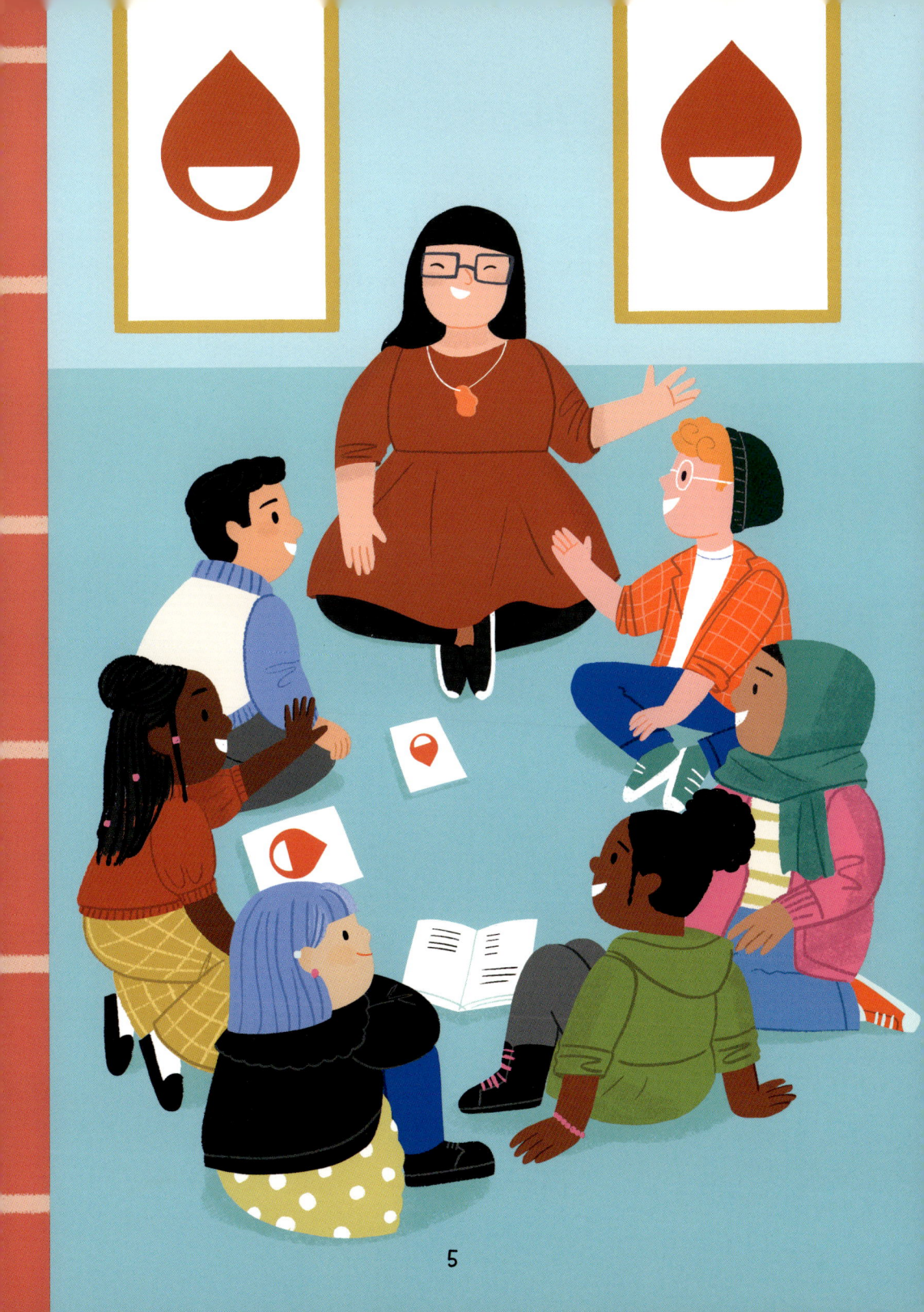

이 책을 누가 읽으면 좋을까?

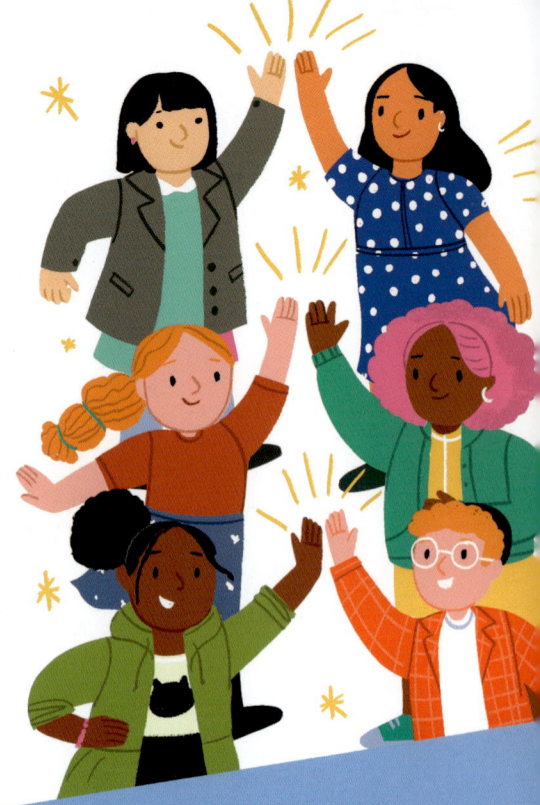

이 책은 생리를 하고 있거나 이제 막 생리를 시작한 모든 사람들을 위해 지은 책이야. 그래서 바로 '너'에게 말을 걸고 있지. 책에서 부르는 '너'가 바로 너라면 축하해! 생리는 우리 몸이 할 수 있는 가장 놀라운 일 중 하나거든. 그래서 생리에 대해서는 모두 아는 게 좋아. 결국 생리는 너의 것이니까!

난 생리를 안 하는데 이 책을 읽어도 돼?

물론! 이 책은 생리하는 사람을 위해서 썼지만 생리하지 않는 사람도 읽을 수 있어. 너에게 직접 일어나는 일이 아니더라도 생리는 아주 흥미롭거든. 다른 사람의 경험을 배우는 것은 중요한 일이야. 그렇게 되면 친구, 가족, 공동체를 도울 수 있고, 모두가 공정한 대우를 받으며 살아가게 만들 수도 있을 테니까.

모든 사람은 어머니 자궁 안에서 자랐어. 자궁을 가지고 있지 않은 사람도 자궁 안에서 살았던 적은 있으니까 자궁이 어떻게 작동하는지 관심을 갖는 게 옳아!

생리하는 사람은 정확히 누구야?

생리하는 사람들 대부분은 만 9세에서 16세 사이에 첫 생리를 해. 평균적으로 첫 생리를 하는 나이는 약 만 12세야. 어떤 사람들은 약 만 7세에서 8세에 시작하기도 해. 조금 이르지만 그런 경우도 있지.

보통 여성이 생리를 하지만, 생리를 하면서도 자신을 여성이라고 하지 않는 사람도 가끔 있어. 논바이너리(자신을 여성이나 남성으로 나누지 않는 사람), 성 유동성(한 사람이 남성, 여성, 혹은 둘 다일 수도 있다는 생각), 트랜스남성(태어난 몸은 여성이지만 자신을 남성으로 생각하는 사람), 간성(몸이 태어날 때부터 남성이나 여성으로 나뉘지 않는 사람)일 수 있지. 여자아이나 여성이지만 생리하지 않는 사람도 있어. 태어나기 전 몸이 다르게 발달했거나 질병이 있는 경우라면 말이야.

네가 이미 생리를 하고 있거나 곧 시작한다면, 또 지금이나 더 자라서 가족들의 생리가 어떤지 자세히 알고 싶다면, 이 책이 바로 너를 도와줄 거야!

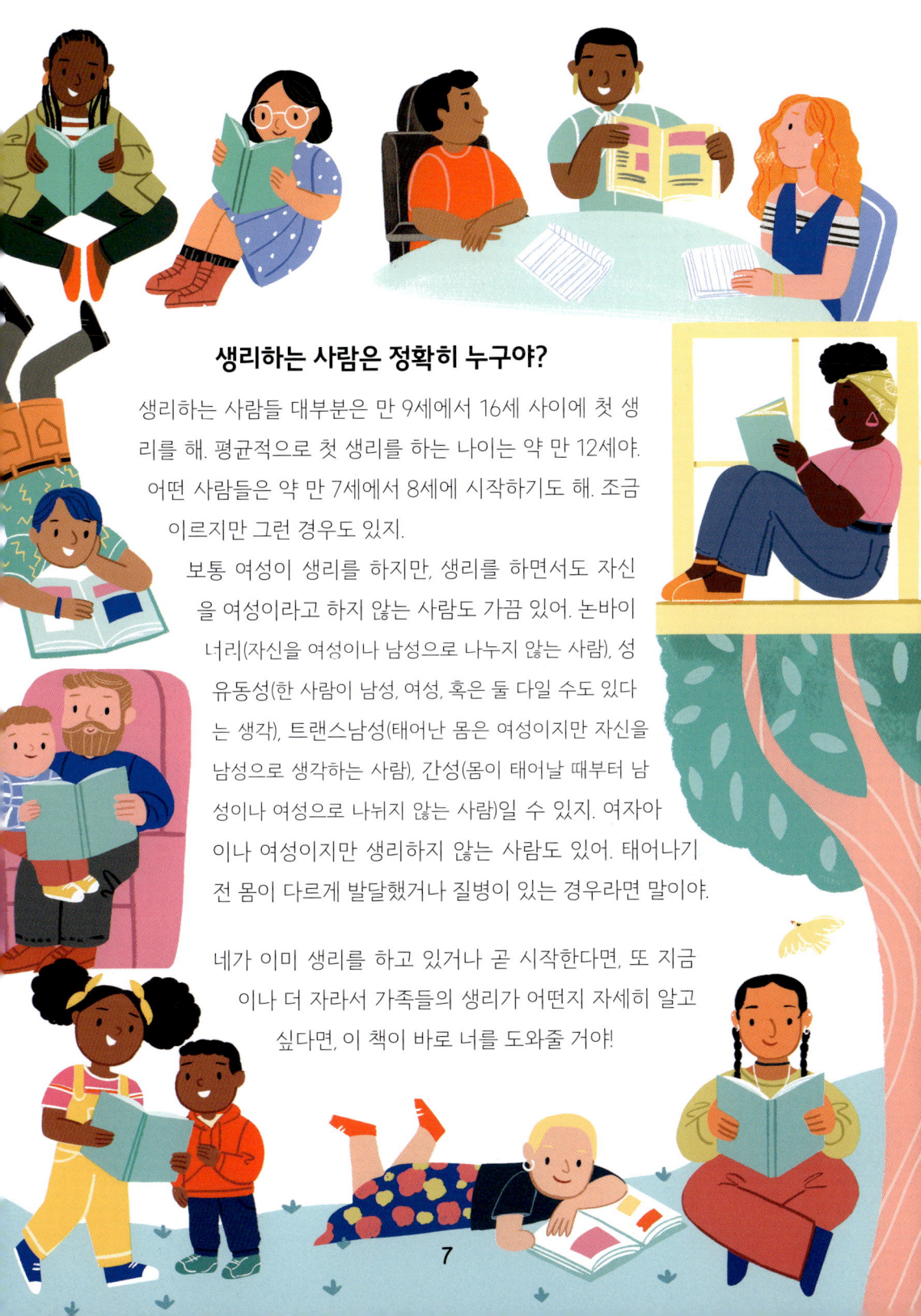

| 1장 |

생리 기초 배우기

　나는 생리를 공부하면서 여러 아이들에게 물은 적이 있어. 생리를 어떻게 가르쳐 주면 가장 좋겠냐고 말이야. 아이들은 아무것도 빠뜨리지 말고 다 가르쳐 달라고 했어. 그래서 이 책에서 전부를 다루기로 했지! 생리를 제대로 말하려면 네가 익숙하지 않은 어려운 단어도 함께 써야 해. 과학 지식을 조금 알아 두면 네 몸이 어떻게 작동하는지 이해하기 쉬울 거야.
　익숙하지 않은 단어와 사실들을 이 장에서 모두 잘 설명해 줄게. 책의 뒷부분을 읽을 때에도 이 장의 내용을 다시 보면 좋을 거야. 네가 이미 알고 있는 게 있을지도 몰라. 그렇다면, 아주 좋아! 그렇지 않아도, 걱정하지는 마! 너도 금방 전문가가 될 테니까.

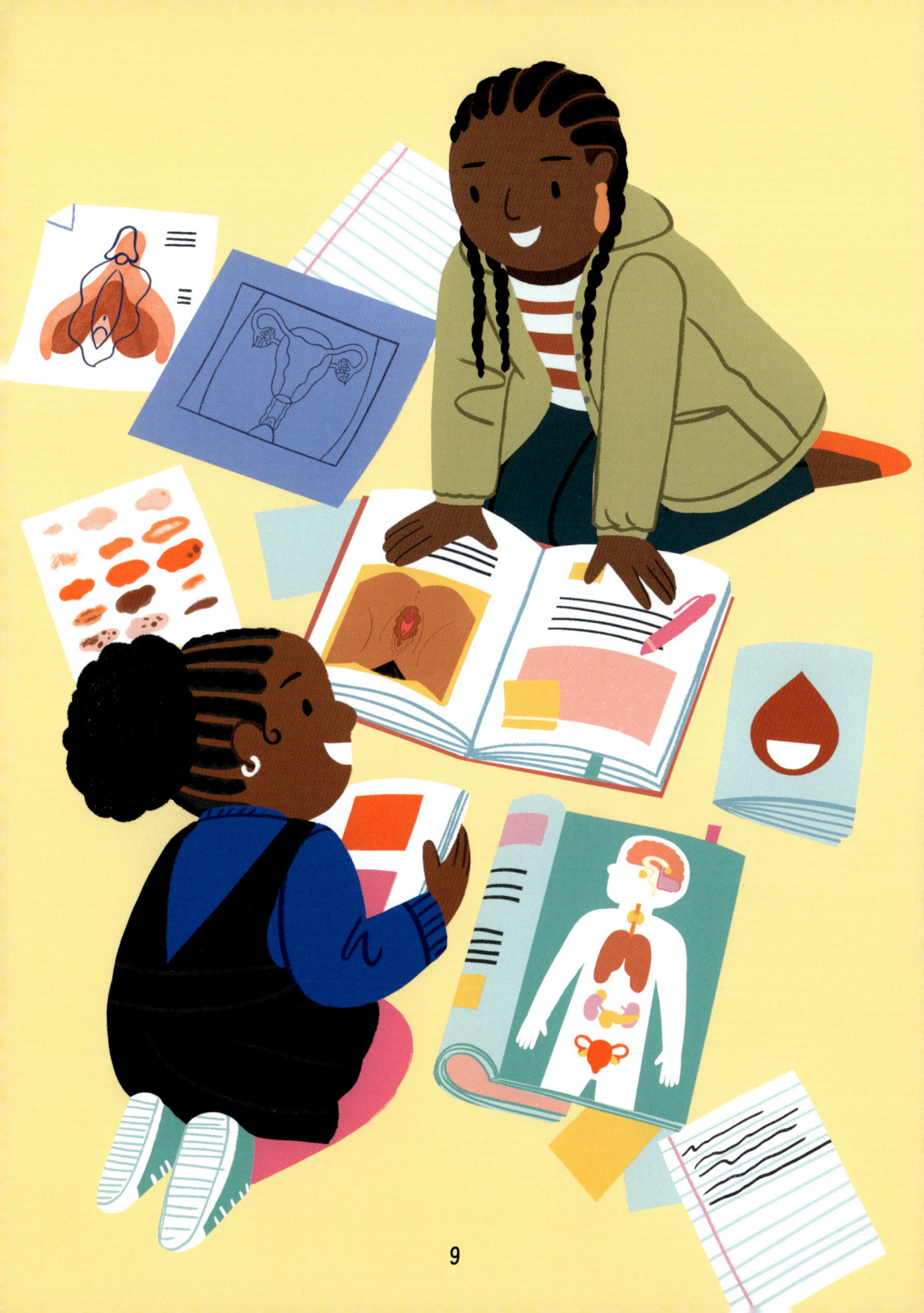

사춘기와 생리

생리는 사춘기의 한 부분이야. 또 사춘기는 네가 성장하는 과정의 한 부분이지. 사춘기는 아이의 몸이 어른의 몸으로 자라기 시작하는 시기를 말해. 이 말을 들으면 사춘기가 한 번에 일어나는 큰 변화처럼 느껴질 수 있지만 실제로는 천천히 조금씩 일어나.

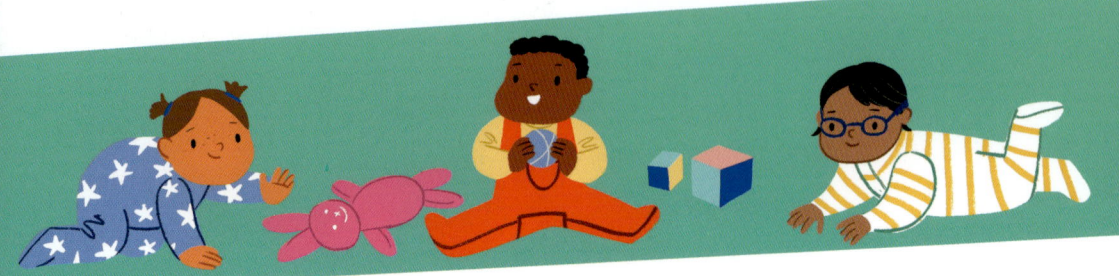

생각해 보자. 네 몸이 하는 거의 모든 일이 네가 아기였을 때부터 시작되었어. 태어나자마자 너는 이미 자고 먹을 수 있었고, 똥을 누고 울 수 있었어. 그런 뒤 너는 미소 짓거나 웃는 법을 배웠고, 그다음에는 더 많이 움직이고 다른 사람과 의사소통하는 법까지 배웠지.

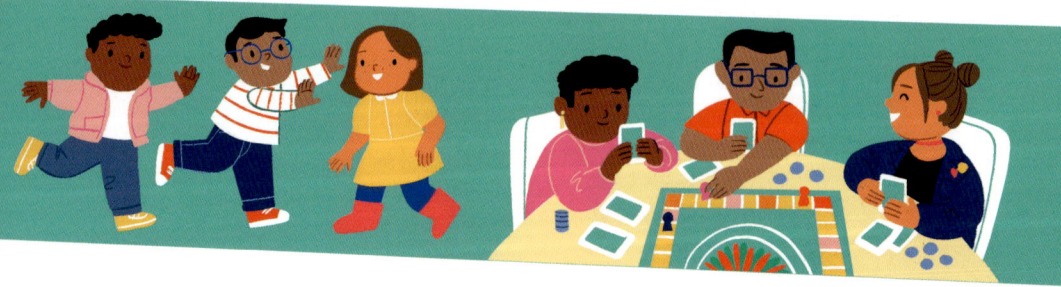

이런 변화는 알아채지 못하는 사이에 천천히 일어나. 발이 커서 신발이 작아져 버리거나 키가 처음으로 전등 스위치 높이만큼 컸을 때처럼 말이야. 그동안 너는 새로운 행동과 말을 배우면서 자랐어. 사춘기는 네가 성장해 나가는 한 시기를 부르는 이름일 뿐이야. 너는 계속해서 자라고, 계속해서 너의 삶 전체를 변화시키고 있어. 이미 아주 잘하고 있지.

네가 어떻게 성장했는지 기억해?

처음 이가 났을 때, 유치원에 처음 입학했을 때, 기억나? 네가 아주 어릴 적의 성장 이야기는 기억이 안 날 수도 있어. 혹시 처음 이가 빠졌을 때는 기억해? 네가 기억 못 해도 아마 가족들은 기억할 거야! 앞니가 빠진 채 찍은 사진이 있을 수도 있지. 가족 누군가 그 이야기를 노트에 자세히 적어 놓았을 수도 있어.

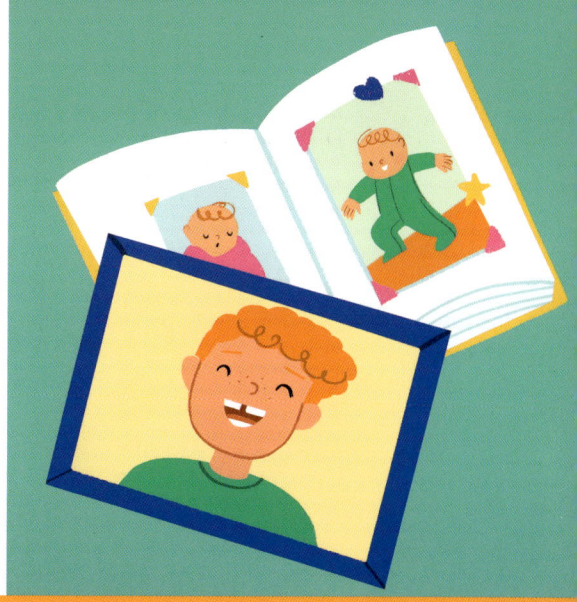

생리가 뭐야?

'생리'가 무엇인지 친구나 가족, 선생님에게서 들어 본 적이 있을 거야. '월경'이라는 말도 들어 봤겠지. 둘 다 같은 말이야. 월경이 정확한 단어이고, 생리는 별명이야. 이 책에서도 '월경'과 '생리'라는 말을 많이 사용해.

어떤 사람들은 월경 이야기를 불편해하고 잘 말하지 않으려고 하기도 해. 네가 생리나 월경이라는 말을 처음 들었을 때를 기억하니? 기분이 어땠어? 그 말을 들었을 때 너의 태도는 어땠니? 친구에게도 물어봐. 그 친구도 너랑 비슷한 경험을 했을지 몰라.

생리는 어디서 나와?

생리하는 동안 피가 나온다는 걸 너는 이미 알고 있을 거야. 두 다리가 연결되는 곳인 골반 앞쪽에는 외음부가 있어. 외음부란 몸의 바깥쪽에 있는 생식 기관의 일부분을 부르는 이름이야. 외음부는 질이라는 곳과 통해 있어서, 생리할 때 질에서부터 피가 나와. 다치거나 병이 있어서 피가 나오는 건 아니야. 자연스럽게 몸이 하는 일이지.

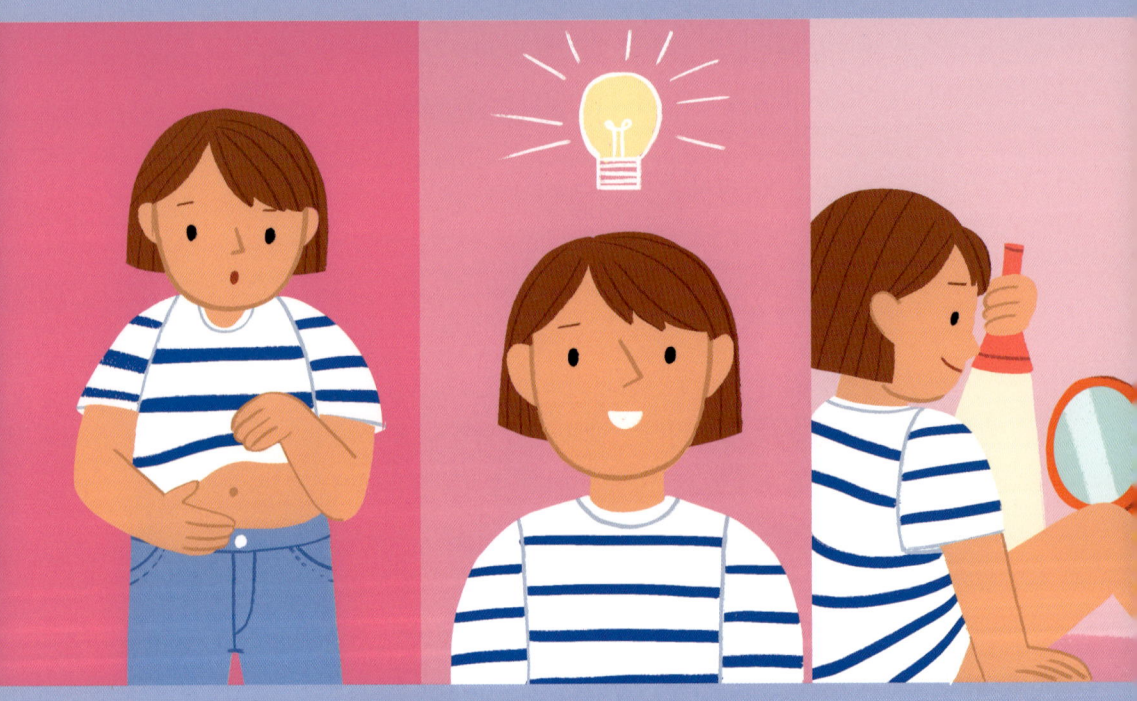

외음부는 어떻게 생겼어?

사람마다 몸의 모양과 크기가 다르고, 피부색과 머리카락이 다양해. 외음부도 그래. 사람마다 조금씩 다르게 생겼지. 큰 거울을 앞에 두고 다리 사이를 들여다보면, 너의 외음부를 볼 수 있어. 고개를 숙여 내려다보는 것만으로 외음부를 다 볼 수는 없어. 앉아서 작은 거울로 비추면 더 자세히 볼 수 있지. 손전등을 켜서 봐도 돼.

외음부는 이렇게… 이렇게… 이렇게… 생겼어

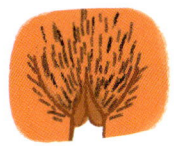 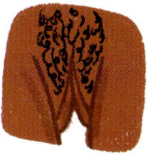 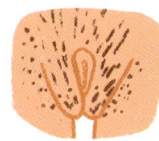 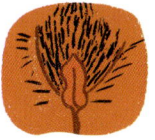 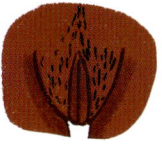 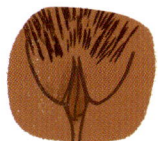

외음부의 생김새

위 그림처럼 외음부 바깥쪽에는 음모라고 부르는 털이 나. 사춘기 동안 계속 자라서 외음부를 조금씩 덮다가 점점 더 넓게 덮을 거야. 허벅지와 배, 엉덩이까지 조금 덮는 경우도 있어. 보통 사춘기가 시작되면 음모는 더 굵어지고, 외음부 꼭대기에 있는 치구까지 덮어.

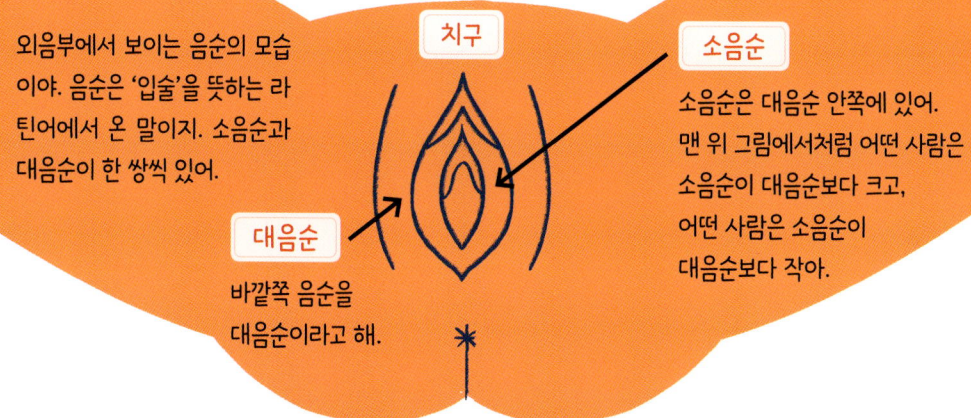

외음부에서 보이는 음순의 모습이야. 음순은 '입술'을 뜻하는 라틴어에서 온 말이지. 소음순과 대음순이 한 쌍씩 있어.

치구

소음순
소음순은 대음순 안쪽에 있어. 맨 위 그림에서처럼 어떤 사람은 소음순이 대음순보다 크고, 어떤 사람은 소음순이 대음순보다 작아.

대음순
바깥쪽 음순을 대음순이라고 해.

다르게 생긴 건 좋은 거야!

사람 생김새가 다 다르듯 음순 생김새도 다 달라. 큰 음순과 작은 음순, 두꺼운 음순과 얇은 음순, 약간 늘어져 넓게 벌어진 음순과 안으로 들어가 가까이 붙은 음순, 양쪽 크기와 모양이 같은 음순과 다른 음순, 몸의 다른 곳 피부색보다 어두운 음순과 밝은 음순, 털이 조금 있는 음순과 많은 음순, 아예 없는 음순도 있어. 언젠가 털이 자라겠지만 말이야. 음모도 곱슬곱슬한 모양, 물결 모양, 곧은 모양 등 다양해. 외음부에 주름이 있는 사람도 있고, 매끄러운 사람도 있지. 또 점이나 주근깨가 있기도 하고, 없기도 해. 모두 달라! 더욱이 사춘기를 지나면서 외음부의 모습은 바뀌어 가.

외음부를 이루는 자세한 각 부분

소음순 안쪽은 들여다보기가 더 힘들지만 그곳도 외음부의 한 부분이야. 이곳에 여러 가지 부분들이 자리 잡고 있어.

요도 입구
요도는 방광에서 몸 바깥으로 오줌을 보내는 관이야. 여기서 오줌이 나와.

요도주위샘
스킨샘이라고도 해. 요도를 보호하기 위해 윤활액을 만들어.

질 입구
여기가 질의 입구야. 생리혈이 질을 통해 이곳으로 나와.

큰질어귀샘
바르톨린샘이라고도 해. 질을 보호하기 위해 윤활액을 만들어.

회음부
외음부와 항문 사이를 말해. 표면 바로 아래에 스펀지 같은 민감한 부위가 있어서 매우 예민해.

음순 안쪽 윗부분에는 음핵 포피라는 게 있어. 어떤 사람들은 외음부를 볼 때 음핵 포피 밑의 음핵이 보이지만, 어떤 사람들은 음핵이 포피 속으로 더 깊숙이 들어가 있어서 잘 보이지 않아.

음핵 포피

음핵 포피는 음핵 귀두라고 하는 음핵의 민감한 부분을 덮고 있어. 이곳이 매우 예민해서 음핵 포피가 보호하는 것이지. 아주 민감하다 보니 이 부분을 만지면 기분 좋은 느낌도 나.

음핵의 나머지 부분은 표면 아래에 있어서 밖에서 볼 수 없어. 음순 전체에 걸쳐서 민감한 피부와 강한 근육으로 싸여 있지. 만지면 매우 민감해져서 외음부 바깥쪽 모든 부분과 질 입구, 회음부 아래쪽까지 그 감각을 느낄 수 있어.

음순 소대

음순을 서로 연결하는 매우 얇은 피부야. 음순 소대는 프랑스어로 포셰트라고 불러. '포크'를 뜻하지. 음순의 피부가 두 갈래로 갈라지는 갈림길 같은 부분이야.

항문

직장과 연결되어 있고 똥이 나오는 구멍이야. 회음부 아래에 있어.

외음부를 질이라고 부르는 사람들도 있어. 하지만 그건 정확하지 않아. 12~15쪽에서 보았듯 외음부는 몸의 바깥에 자리 잡고 있어. 외음부를 살펴보면 질 입구는 볼 수 있지만 몸 밖에서 질을 다 볼 수는 없지. 그러니까 외음부와 질을 같은 것으로 말하면 안 돼. 거울을 보면서 이제까지 배운 외음부를 그려 보는 건 어떨까?

너의 몸속을 들여다보자

외음부는 생식 기관의 다른 부분과 이어져 있어. 하지만 이 부분은 몸속에 있어서 거울로 볼 수는 없지! 몸속의 이 부분들이 어떻게 생겼는지 아래 그림으로 보자.

자궁
난관은 자궁으로 이어져 있어. 자궁 윗부분의 바로 아래로 들어가지.

난소
양쪽으로 두 개가 있어. 아기가 되는 씨앗인 난자가 자라는 곳이지. 난자는 난세포라고도 해.

난관(나팔관)
난자(난세포)가 성숙하면 나팔관이라고도 부르는 난관을 따라 내려가.

자궁 내막
자궁 안쪽의 벽을 부르는 말이야.

(이 그림은 실제 크기는 아니야. 실제 난소는 아몬드 정도의 크기이고, 자궁은 주먹 정도의 크기야!)

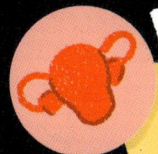

자궁 경부

근육 조직으로 되어 있는 고리 같은 것인데, 자궁의 목처럼 보여. 자궁 경부는 질 쪽으로 열려 있어. 자궁 경부 입구는 배란, 월경, 출산을 하는 동안 열리거나 닫히며, 높아지거나 낮아질 수 있고, 앞이나 뒤로 기울어질 수도 있어.

자궁 경부는 가운데 아주 작은 구멍이 나 있는 조그마한 도넛 모양으로 생겼어. 배란 주기에 따라 입술처럼 부드러운 상태가 되는 때도 있고, 코끝처럼 약간 단단하고 탄력 있게 되는 때도 있지.

질

자궁 경부는 질로 이어져. 질은 늘어나거나 좁아지는 확장과 수축이 되는 근육 기관이야. 질 입구는 외음부의 한 부분이어서 몸 밖으로 열려 있지.

나의 이야기

팔로피오관(나팔관), 바르톨린샘, 스킨샘 등 나는 생리를 공부하면서 이런 이름들을 처음 알게 되었어. 그리고 이 이름들이 그 신체 부위를 처음으로 논문에 올린 의사들의 이름으로 지었다는 것도 알게 되었지. 그러고 나서 보니 마치 의사들이 우리 몸을 자기 것으로 생각하는 듯 느껴졌어. 이 신체 부위는 내 것인데 말이야! 더욱이 그 의사들 중 생리를 한 사람은 없었어! 그때는 생리하는 사람이 대학(또는 의과 대학)에 다니기가 어려웠지. 나는 바꿔 쓸 만한 새 이름을 사람들과 나누고, 그 신체 부위가 무슨 일을 하는지, 어디에 위치해 있는지 설명해 주었어. 그러자 생리에 관한 글을 쓰는 다른 사람들도 비슷한 일을 하기 시작했어. 생리를 우리 것으로 만드는 좋은 방법이지.

생리하게 하는 호르몬들

우리 뇌와 몸은 화학 물질로 작동한다는 사실을 알고 있니? 그 화학 물질은 바로 '호르몬'이야. 호르몬은 생리 주기를 조절하는 기관과 우리 몸의 여러 기관들이 제대로 작동하게 하지. 호르몬 없이 우리는 살 수 없어! 호르몬은 내분비계를 구성하는 '내분비샘'이라는 기관에서 만들어져.

사춘기와 호르몬

키가 크거나 어금니가 자라는 것처럼 호르몬은 사춘기 동안 너의 몸을 눈에 띄게 변화하게 만들어. 네 생식 기관이 어른처럼 성장하게 지시하는 것도 호르몬의 일이야. 다양한 호르몬이 단계적으로 이 일을 하는데, 그 시기나 나이는 사람마다 달라.

그럼 이제부터 네가 생리를 할 수 있게 해 주는 분비샘과 호르몬을 알아보기로 하자(어떤 호르몬은 영어 이니셜로 나타내기도 해서 같이 썼어).

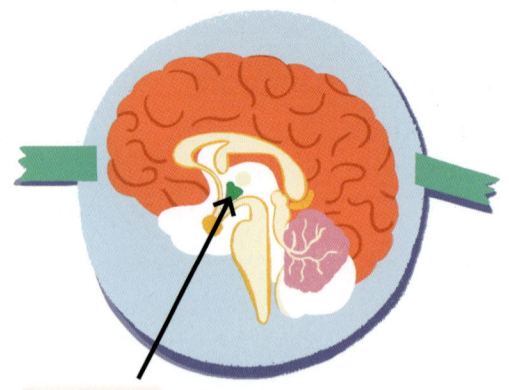

시상하부

먼저 너의 뇌 안에 있는 시상하부가 성선자극호르몬(GnRH)을 만들어서 뇌하수체라는 곳에 메시지를 보내. 그러면 뇌하수체에서 난포자극호르몬(FSH)과 황체형성호르몬(LH)을 내보내게 되지.

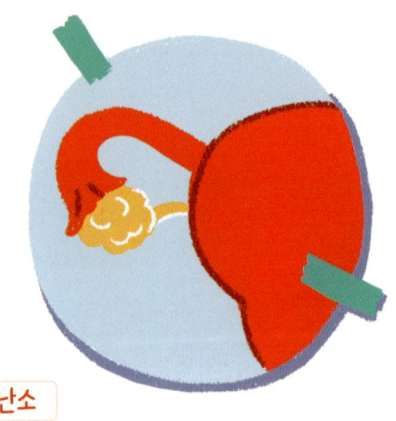

난소

난소에서는 에스트로겐이라는 호르몬을 만들어. 에스트로겐은 프로게스테론이라는 호르몬과 함께 일하며, 생리 주기에 만들 점액의 종류를 자궁 경부에게 알려 줘. 또 난자가 난포(난자를 담는 주머니)를 떠날 수 있도록 잘 발달하게 해 주고, 자궁 내막이 두꺼워지게 도와주지. 난포는 난자를 내보내는 일을 다하고 나면 황체로 변해. 이제 황체에서는 프로게스테론을 만들기 시작한단다.

뇌하수체

뇌하수체도 너의 뇌 안에 있어. 작지만 매우 중요한 곳이지! 뇌하수체에서는 난포자극호르몬(FSH)을 만들어서 난소에서 난포(난자를 담는 주머니)가 자라게 하고, 난자를 내보낼 준비를 하게 해. 뇌하수체는 황체형성호르몬(LH)도 만들어. 이 호르몬은 난자가 자라서 난소 밖으로 나갈 수 있게 도와줘.

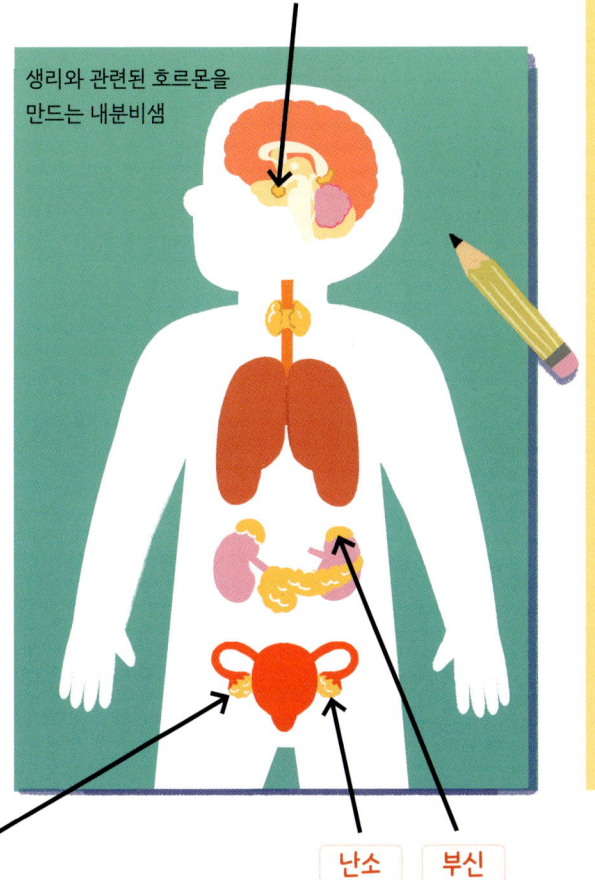

생리와 관련된 호르몬을 만드는 내분비샘

난소   부신

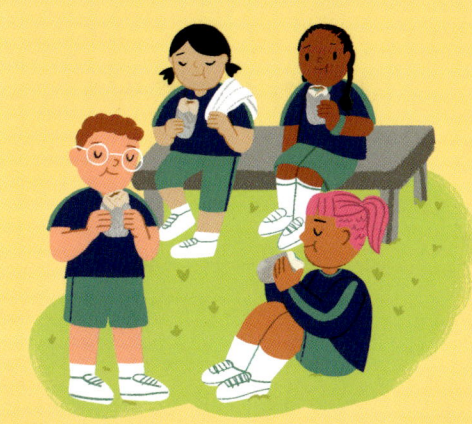

연결되어 함께 일하는 기관계

지금까지 살펴본 내분비계는 몸의 여러 기관계 중 하나야. 우리 몸에는 소화계, 순환계, 호흡계 등이 더 있지. 이것을 모두 합쳐 '기관계'라고 불러.

기관계는 우리에게 필요한 일을 하려고 함께 작동하는 장기, 체액, 화학 물질의 집합체라고 할 수 있어. 매우 근사하고, 서로서로 잘 연결되어 있어. 마치 물컹물컹한 기계 부품들처럼 말이야!

프로게스테론은 보통 난소에서 나오지만, 몸속 양쪽 신장 위에 하나씩 있는 부신에서도 나와. 두꺼워진 자궁 내막을 지키는 일을 하지. 하지만 황체가 점점 퇴화하면 프로게스테론은 더 나오지 않게 돼. 그러면 두꺼워진 자궁 내막도 더 이상 붙어 있지 못해서 생리가 시작되는 거야. 난소와 부신에서는 테스토스테론이라는 호르몬도 아주 조금 나와. 이 호르몬은 양은 적어도 사람의 에너지, 각성(자극에 반응하는 것), 근육, 기분에 큰 영향을 줘.

생리 주기와 각 단계

생리하는 사람들의 생식 기관은 다음 4단계의 일을 주기적으로 반복하고 있어. 그러니 생리 단계마다 주의를 기울이고 몸에서 일어나는 느낌을 알아차려 봐. 건강을 지키며 더욱 즐겁게 지내는 좋은 방법이니까. 생리 단계마다 가장 기분 좋게 느껴지는 일을 하는 것도 매우 건강한 습관이지!

1단계: 월경기

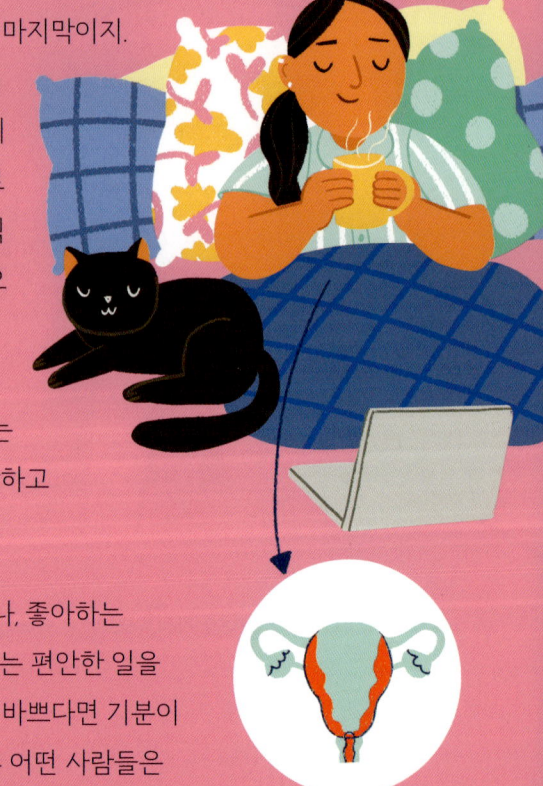

월경기는 생리가 나오는 시기야. 사실은 전체 단계의 가장 마지막이지. 하지만 네가 가장 쉽게 볼 수 있는 신호이기 때문에 생리하는 첫째 날부터 새 주기로 계산해. 월경기에는 자궁이 피와 조직을 밖으로 내보내려고 스스로 경련을 일으키거나 쥐어짜는 일을 해. 그래서 너는 아주 지칠 수 있지.

피곤하고, 행동이 느려지고, 생리하는 처음에는 몸이 무겁게 느껴지기도 할 거야. 생리를 시작하고 처음 며칠 동안은 생리통이 더 심하기도 해.

월경기에는 겨울잠을 자는 동물처럼 푹 자거나, 좋아하는 TV 프로그램을 다시 봐도 좋아. 이 단계 때 너는 편안한 일을 하면 기분이 좋아지고, 무언가를 하느라 매우 바쁘다면 기분이 나빠진다는 걸 알아차리게 될 수도 있어. 물론 어떤 사람들은 월경기에도 바쁘고 활기차게 지내는 걸 더 좋아하기도 해!

2단계: 난포기

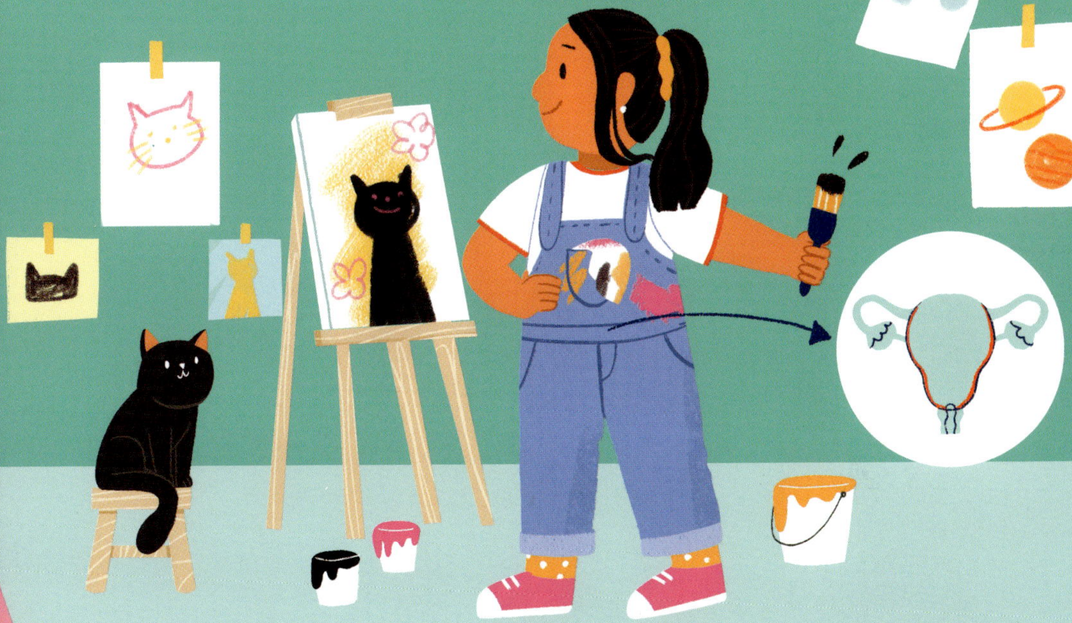

난포기는 이어지는 기간이 다 달라. 사람마다 생리 주기 길이가 다르기 때문이야. 이 단계에서 너의 몸은 무언가를 새로 만들고 창조하는 일을 하고 있어. 말 그대로 난자를 키우고 있는 거야! 그 느낌을 감성적인 일에 그대로 써 볼 수 있어. 창의성을 발휘하는 과제를 하거나 운동 경기에 참여하거나, 새 친구를 처음 사귀기에도 좋은 시기지.

몇 달 동안 실험해 봐. 네 몸이 새로운 난자를 기르는 동안 너도 새로운 일을 해 보는 거야, 어때? 물론 모든 사람이 자기 몸에서 이런 일이 일어나고 있는 걸 잘 알아차리는 건 아니야. 그러니 네가 잘 알아차리지 못하는 것 같더라도 걱정하지는 마!

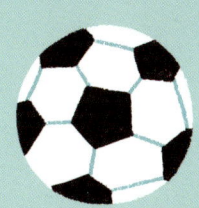
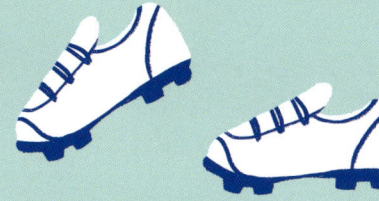

3단계: 배란기

배란기는 다 자란 난자가 난소 밖으로 나가는 시기야. 어떤 사람들은 생리 주기 중 이때가 가장 에너지가 많다고 느껴. 그래서 새로운 일을 하는 게 도움이 된다고 하지. 또 아주 신나니까 친구랑 마음껏 놀며 즐기고 싶어 하기도 해. 너는 보통 때보다 쉽게 들뜨거나, 네가 좋아하는 사람이 더욱 매력 있게 보이기도 할 거야.

배란하는 동안이나 배란한 바로 다음이 네가 미루어 둔 숙제를 하기 가장 좋은 시기라는 걸 알게 될 수도 있어. 기분이 좋으니까 말이야. 힘과 결단력이 많이 필요한 일도 배란기에는 거뜬히 해낼 수 있을 거야.

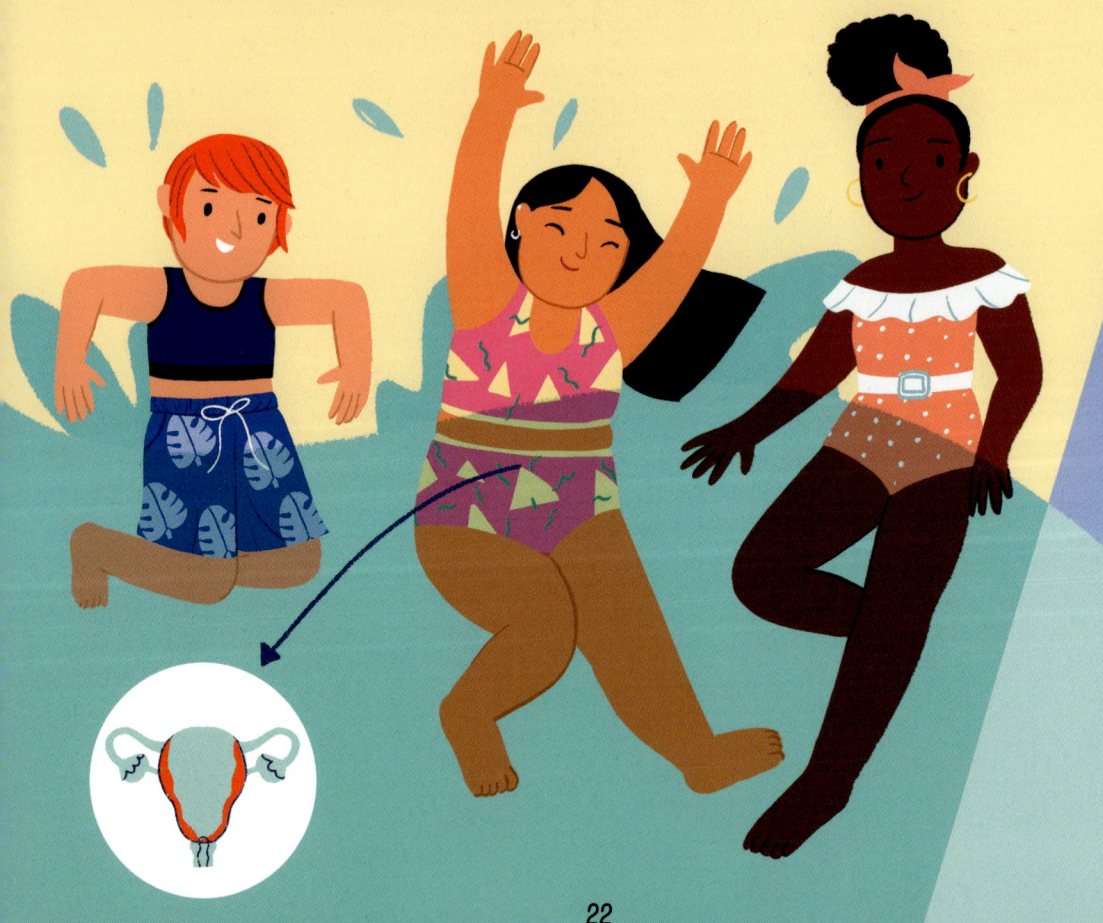

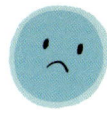

나의 이야기

황체기에 나도 이렇게 행동한다는 걸 알아채기까지 꽤 시간이 걸렸어. 생리를 그렇게 많이 공부했는데도 말이야! 가끔 나는 싸움꾼이 된 것 같았어. 사람들이 왜 나를 가만두지 않느냐며 화를 내다가 잠든 적도 있었지. 그러다 다음 날 아침에 일어나서 생리가 막 시작되었다는 걸 알았어. 생리 주기의 정확히 같은 날에, 내가 중요하지 않은 일로 매번 심술을 부린다는 걸 나중에서야 깨달았어. 매달 반복했으면서 말이야!

4단계: 황체기

황체기는 모든 사람이 거의 같은 기간 (약 14일)이야. 하지만 네가 다른 사람들보다 배란을 일찍 했다면, 더 오래 이어지는 것처럼 느껴질 수 있어. 창의적이던 기분은 짜증으로 바뀌기 쉽지. 편집증같이 불편한 생각이 떠오르고, 아무도 너를 좋아하지 않는다는 생각도 들어. 스스로 형편없다고 느껴지기도 해. 하지만 너를 이렇게 초조하게 만드는 것은 호르몬 때문이야. 그걸 알아차리려고 노력해야 해.

작은 일이라면 별문제는 아니라는 걸 스스로 떠올리고, 화가 난다 싶으면 쉬는 시간을 보내며 여유를 찾도록 해. 하루 이틀 이렇게 지내고 나면 네가 생각보다 별것 아닌 일들에 화를 내고 있었다는 사실을 깨닫게 될 거야.

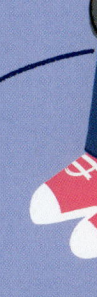
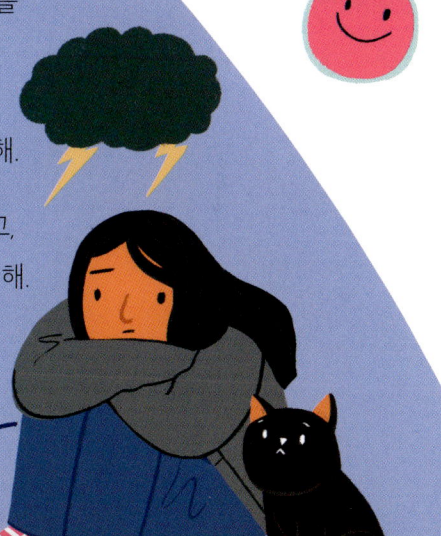

일생 동안의 생리

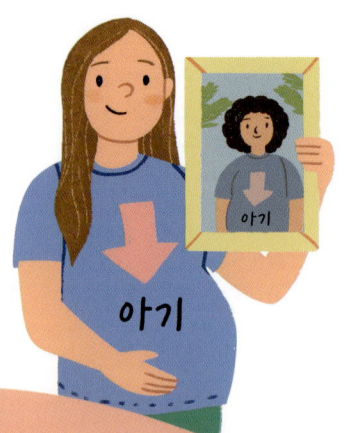

평생 동안 너는 성장하고 변해 가. 물론 너의 생리도 함께 변하지! 나이가 들면서 너는 생리의 다른 단계를 거치게 될 거야. 생리하는 다른 모든 사람들도 너와 같은 단계를 거치지. 물론 그 시기는 조금씩 다르지만 말이야.

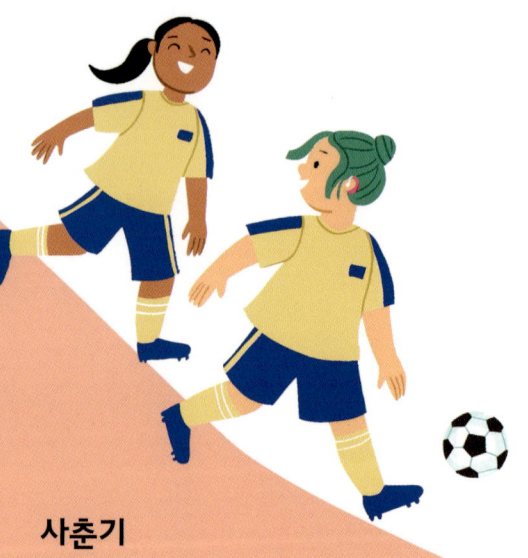

사춘기 전

놀랍게도 네 생리의 역사는 너보다 2세대 앞서 시작돼! 네가 태어났을 때, 이미 너의 난소는 만들어져 있었어. 너의 엄마도 마찬가지야. 너의 엄마가 외할머니 자궁에서 자라는 동안, 엄마의 난소 안에는 이미 난자가 있었지. 그 난자 가운데 하나가 성숙하고 수정되어서 네가 태어난 거야. 그러니까 너의 아주 작은 부분이 이미 외할머니의 자궁에서부터 시작된 거지!

너는 태어날 때부터 약 200만 개의 난자가 들어 있는 난소와 작은 자궁을 가지고 있었어. 너는 아기와 어린이 시기를 지나며 몸의 안과 밖으로 많이 성장하고 발달했지. 하지만 생식 기관인 자궁과 난소, 질과 외음부는 아직 성숙되지 않았어.

사춘기

사춘기가 되면 분비샘에서 호르몬이 나오면서 드디어 생식 기관이 성숙하기 시작해. 그러면 몸도 눈에 띄게 변화하지. 키가 더 자라고, 엉덩이는 둥글어지고, 가슴이 커져.
몸의 특성과 모양은 보통 유전적으로 물려받아. 너의 모습은 아마도 네 가족들이 네 나이였을 때와 비슷할 거야.

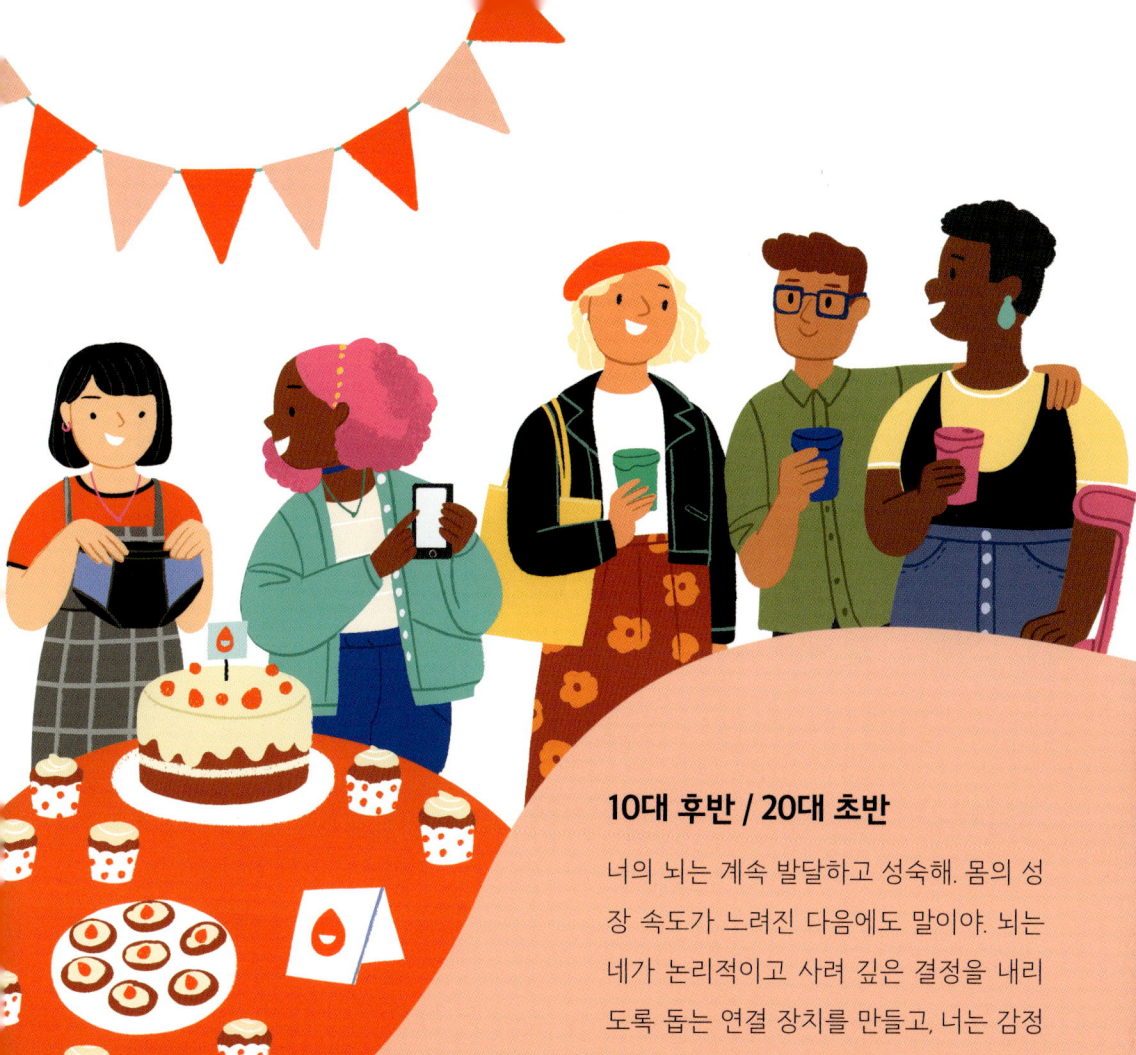

10대 후반 / 20대 초반

너의 뇌는 계속 발달하고 성숙해. 몸의 성장 속도가 느려진 다음에도 말이야. 뇌는 네가 논리적이고 사려 깊은 결정을 내리도록 돕는 연결 장치를 만들고, 너는 감정과 가치를 더 많이 구분하고 알게 돼. 생리를 조절하는 호르몬도 제대로 자리를 잡지.

매번 생리가 나오기 전에는 임신(아기를 갖는 것)할 가능성이 있다는 걸 아니까 임신하지 않겠다는 결정도 스스로 하게 될 거야. 네가 어떤 사람에게 매력을 느끼고, 네가 무엇 때문에 기분이 좋아지는지도 더 명확하게 알 수 있어.

초경

초경은 첫 번째로 나오는 생리와 생리 주기를 뜻하는 말이지. 초경을 시작한 다음이라도 처음에는 생리를 정기적으로 하지는 않을 거야.

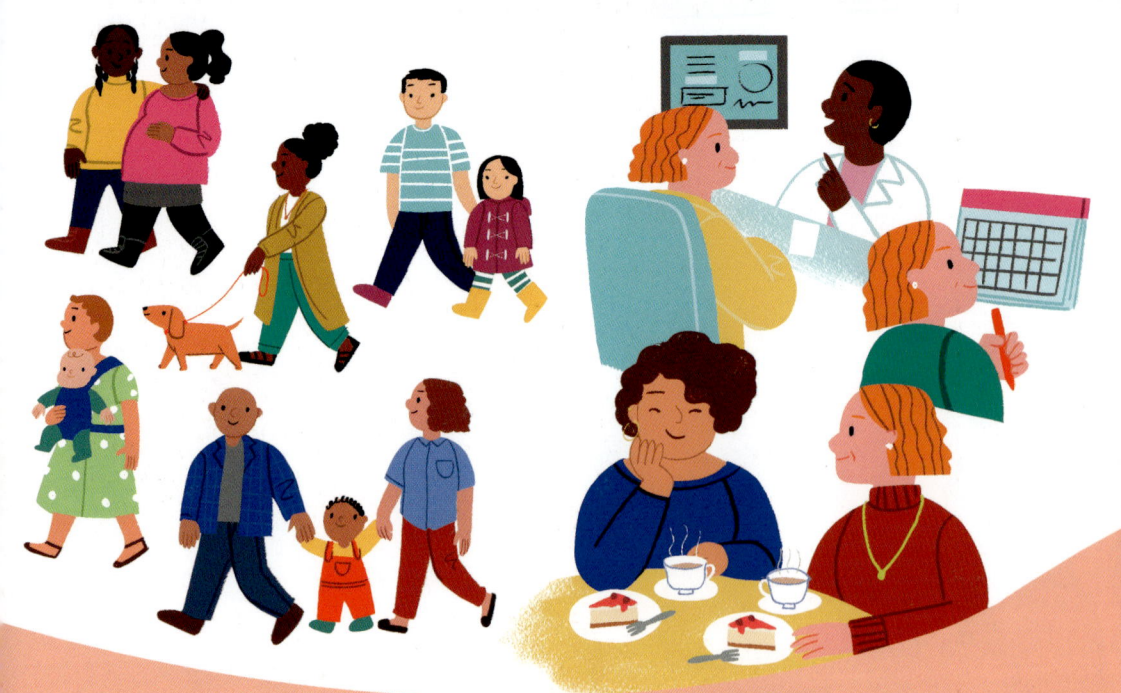

가임기

20대와 30대에는 임신을 할지, 말지 결정할 수 있어. 가족을 만들지, 만들지 않을지 선택할 수 있는 거야.

어떤 사람은 임신을 했을 때, 무언가 잘 잊어버리거나 생각이 흐릿해지는 느낌을 받기도 해. 물론 이 증상은 곧 사라지지. 또 임신하고 있는 중에는 보통 생리가 멈춰. 아기에게 모유(엄마의 젖)를 먹이는 동안에도 생리가 멈출 수 있어.

아기를 낳고 나면 호르몬이 변하면서 한동안 정신에 영향을 주게 돼. 이때는 정신적으로 매우 힘들어지기 때문에 여러 기관에서 도움을 받을 수 있어. 30대 후반에서 40대 초반이 되면 임신하기가 점점 어려워져. 하지만 여전히 임신할 수는 있고, 실제로 많은 사람들이 임신을 해.

갱년기 시작

40대 중반과 후반이 되면 생리 기간과 주기가 짧아져. 생리 주기가 시작될 때마다 핏자국이 보이기도 해. 생리 전에 배란이 되지 않기도 하지. 이 과정은 서서히 일어나서 변화를 잘 알아채지 못할 수도 있어. 이제 인공적인 수정 시도 없이는 임신하기가 어렵지만 그럼에도 임신이 되는 사람이 있어. 이 시기에 호르몬 검사를 하면 난자 비축량이 적고, 생식 호르몬도

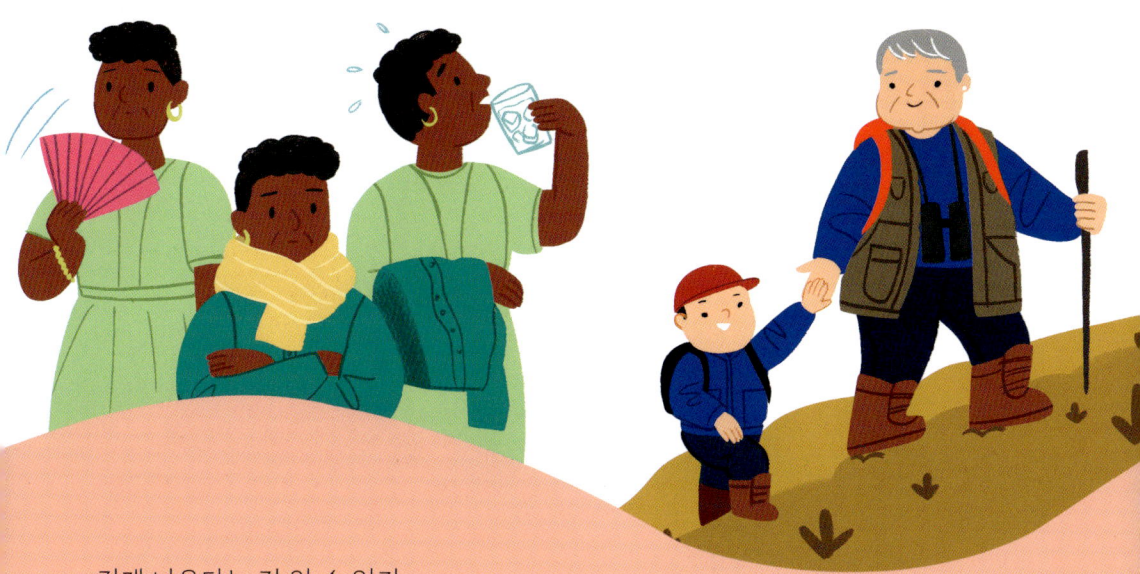

적게 나온다는 걸 알 수 있지.
이 단계가 끝날 무렵이면 생리를 처음 시작했을 때처럼 생리 주기가 불규칙해져. 평소보다 생리 양이 많거나 생리 기간이 더 오래 가기도 하고, 반대로 양이 적거나 아예 건너뛰기도 해. 호르몬 수치가 크게 변해서야. 이것은 몸의 다른 여러 기관에도 큰 영향을 줘. 이 증상이 마지막 생리를 하기 전에 시작되어 몇 개월에서 몇 년까지 이어질 수 있어.
피부와 입속은 건조해지고, 질에서 나오는 윤활액도 줄어들어. 잠을 자기 어렵고, 어떤 때는 너무 덥다고 느껴지지. 임신했을 때처럼 무언가 잘 잊어버리거나 생각이 흐릿해지기도 하지만 이 증상은 곧 사라져. 호르몬제를 먹어서 폐경(생리가 끝나는 것)과 그 뒤에 호르몬 수치가 더 천천히 변하게 하는 사람들도 있어. 이 단계가 더 부드럽게 진행되도록 말이야.

폐경

폐경은 생리 주기가 끝나는 것을 뜻해. 나이가 만 50세 이상이고 1년 동안 생리가 없다면, 만 50세 미만이지만 2년 동안 생리가 없다면 폐경이 된 거야.

폐경 후

50대 후반부터는 쭉 배란이나 생리가 없어. 호르몬이 적게 나와서 머리카락이 점점 가늘어지고, 체중이 늘어나. 몸의 중심부가 더 두꺼워지기도 해.
또 폐경이행기 때보다 훨씬 초롱초롱하고 활동적이며 창의로워져. 인생의 다음 단계를 즐길 때가 된 거지.

아기를 갖는다는 것

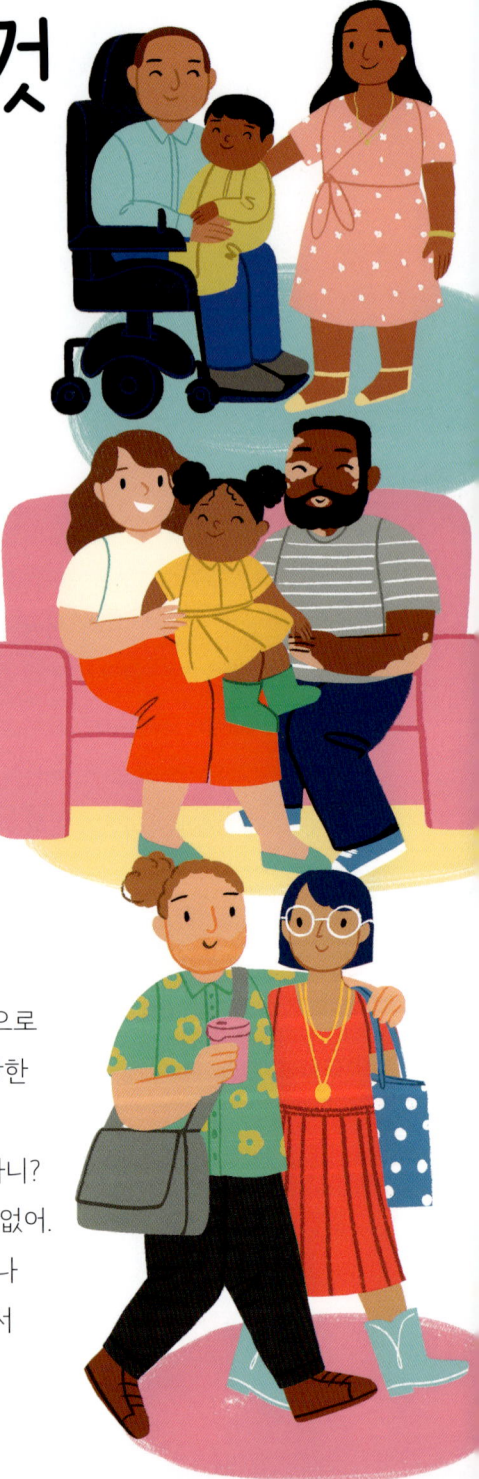

사춘기가 되면, 난소는 성숙한 난자들을 만들어. 그 난자 하나가 다른 사람의 정자와 만나서 자궁에 붙는 일을 뜻하는 '착상'이 이루어지면 임신이 되는 거야.

어릴 적 이 이야기를 처음 들었을 때 '난 아직 아기를 가질 준비가 안 되었네.'라고 생각했어. 맞아! 우리 몸은 빨리 자라지만, 감정은 훨씬 더 천천히 성숙해. 뇌가 감정을 처리하고, 결정을 내리고, 다른 사람과 건강하게 관계 맺는 법을 배우기까지는 시간이 오래 걸려. 20대까지 길게 이어지지.
나이가 들었어도 아이를 아예 낳지 않겠다고 결정하는 사람들도 있어. 또 어떤 사람들은 가정을 꾸릴 준비가 충분히 되기 전에는 임신하고 싶지 않다고 해. 이럴 경우에는 여러 가지 방법으로 피임(임신을 피하는 것)을 할 수 있지.

임신할 수 있는 경우와 할 수 없는 경우

어른이 되어서 아기를 낳기로 했다면 여러 가지 방법으로 임신을 할 수 있어. 건강한 난자를 만드는 사람과 건강한 정자를 만드는 사람 사이에서는 임신이 쉽게 되지. 그렇지만 언제나 임신을 할 수 있는 건 아니라는 걸 아니? 정자를 만들 수 없는 사람과의 관계에서는 임신할 수 없어. 폐경이 된 다음에도 임신할 수 없지. 이처럼 임신하거나 임신한 상태를 이어 가기 어려운 의학적 문제가 있어서 임신이 되지 않는 것을 '난임' 또는 '불임'이라고 해.

임신을 도와주는 방법

임신할 수 있게 도와주는 여러 가지 방법이 있어. 호르몬제를 먹어서 배란이 잘 되게 하기도 하고, 자궁 경부를 통해 정자를 자궁에 넣어 주어서 난자와 잘 수정하게 하는 방법도 있어. 실험실에서 정자를 난자에 넣어 준 다음, 자궁으로 옮길 수도 있지. 이것을 '체외 수정'이라고 해.

정자나 난자를 기증해 주는 사람이나 아기를 대신 낳아 주는 대리모의 도움을 받는 경우도 있어. 임신을 원하는 사람들을 위해 난자나 정자 또는 배아를 기증하거나 다른 가족의 대리모가 되어 주는 사람들이 있거든.

물론 이 방법들이 항상 효과가 있는 건 아니야. 결국 임신이 안 될 수도 있고, 시간이 오래 걸리기도 해. 그래서 아기를 낳을지 말지 결정하기 훨씬 전에 이 모든 것을 알아야 해. 다행히 너는 임신을 결정하기 전에 이런 것을 배울 시간이 충분해!

가족을 만드는 다양한 방법

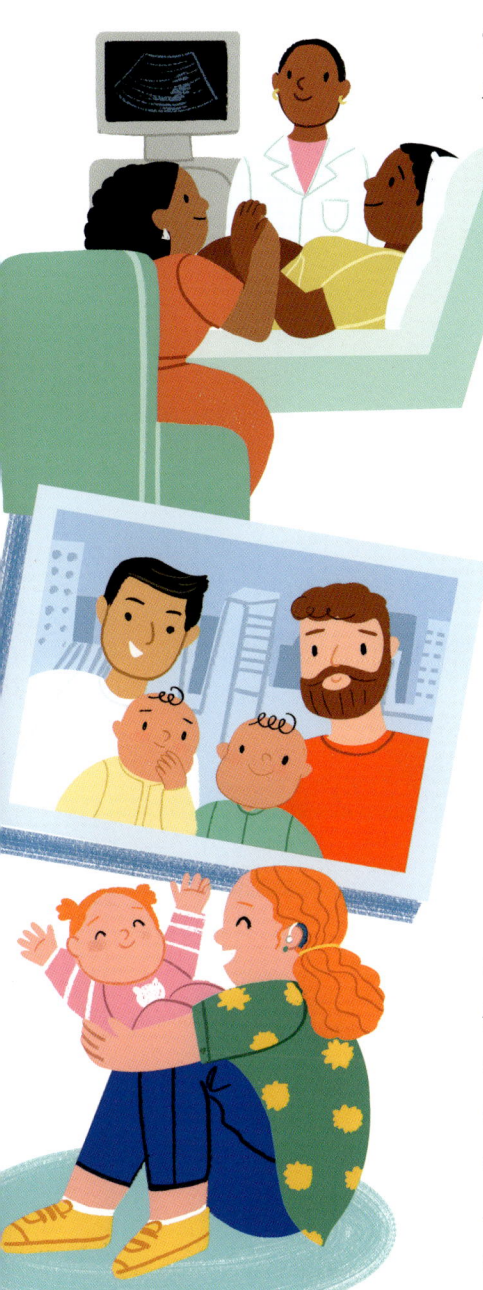

가족을 만드는 방법도 다양해. 생리하는 사람과 정자를 만드는 사람이 만나 아이를 낳고 가족이 되는 건 여러 가지 방법 중 하나일 뿐이야.

어떤 사람은 배우자의 이전 가족의 자녀를 보살피고, 어떤 사람은 아이를 입양해서 양부모가 돼. 혼자서 부모가 되고 싶어 하는 사람도 있지. 자신의 어린 형제나 조카들을 기르는 걸 돕는 사람도 있고. 어때, 이렇게 다양한 가족이 있다니 정말 멋지지!

통계로 본 생리

생리하는 동안 피가 얼마나 많이 나올까? 다른 사람들은 며칠 동안 생리를 할까? 이처럼 생리에 대해 연구한 데이터가 많아. 의사와 연구자들이 수년에 걸쳐 수많은 사람들을 조사해서 정리한 결과지.

생리는 사람마다 달라서 통계도 보통 평균치로 발표해. 너의 수치가 평균치와 달라도 괜찮아. 네 생리가 건강한 수치 범위에 속하는지를 살펴보면 돼. 네가 생리를 하면서 겪는 일을 다른 사람들도 비슷하게 겪고 있을 거야. 그러니 물어봐! 친구나 가족들과 생리 수치에 대해서도 이야기해 봐. 생리하는 가족이나 친척이 있다면, 그분들이 언제 초경을 했는지 양이 어땠는지도 물어보렴. 그걸 알면 너의 생리가 앞으로 어떻게 될지 예상해 볼 수 있어.

생리가 정상 수치에서 벗어나면 어떡해?

생리가 정상 범위 안에 속하지 않을 때가 있어. 늦게 시작하거나 일찍 멈추거나, 양이 많거나 적거나, 생리 주기가 길거나 짧을 때도 있지. 호르몬, 식생활 변화, 스트레스, 질병처럼 의학적인 이유가 영향을 줄 수 있어. 만약 생리 주기가 범위를 많이 벗어나거나 갑자기 변한 게 있다면, 의사의 진료를 받아야 해.

초경을 하는 나이 만 9-16세	**성인의 생리 주기** 21-35일
청소년의 생리 주기 21-45일	**1년 동안 생리 주기 수** 11-13회
생리 기간 7일 미만	**생리한 뒤 배란하기까지 걸리는 날수** 청소년 7-31일, 성인 7-21일
생리 주기마다 흘리는 피의 양 2-6큰술(1큰술은 약 15밀리리터)	**태어날 때 난소에 있는 난자 수** 100-200만 개
사춘기 때 남아 있는 난자 수 30만 개	**평생 동안 한 사람이 배란하는 난자 수** 400-500개
평생 동안 생리를 하는 기간 약 40년	**폐경을 하는 나이** 만 45-55세

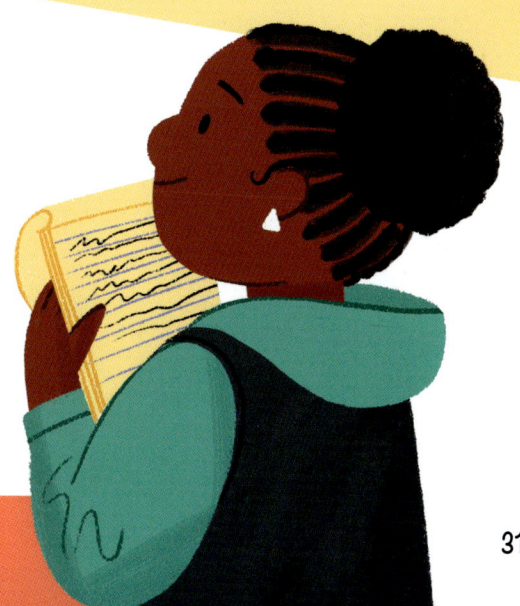

나의 이야기

나는 만 12살 반에 생리를 시작했어. 우리 엄마는 만 11살에 생리를 시작했지. 그런데 엄마의 엄마인 우리 외할머니는 만 17살이 될 때까지 생리를 하지 않았어. 그때 나라에 전쟁이 일어나서 다른 나라로 이민을 가게 되었다는데, 아마 그 스트레스가 초경이 늦어지게 만든 것 같아.

| 2장 |

생리 관리하기

생리할 때 사람들은 자주 이렇게 말해. '생리 터졌어.' 또는 '생리 좀 처리하고 올게.'라고 말이야. 하지만 이런 말은 왠지 월경하는 것을 바라지 않거나 월경이 안 좋은 것처럼 느끼게 해. 생리하는 걸 부끄러워하게끔 만들기도 하지. 그래서 나는 **생리 관리**라는 표현을 생각해 봤어. 무언가를 관리한다는 건 보살핀다는 뜻이니까.

자신을 잘 보살핀다는 건 자기 감정과 몸을 친절하게 돌본다는 거야. 또 생활에서 실천할 수 있는 방법으로 너 자신을 책임지는 걸 뜻하기도 해. 생리 관리는 그 둘을 다 하는 거야. 네 몸과 건강을 잘 관리하기로 마음먹는다면, 스스로 자부심과 자신감을 느낄 수 있게 되지.

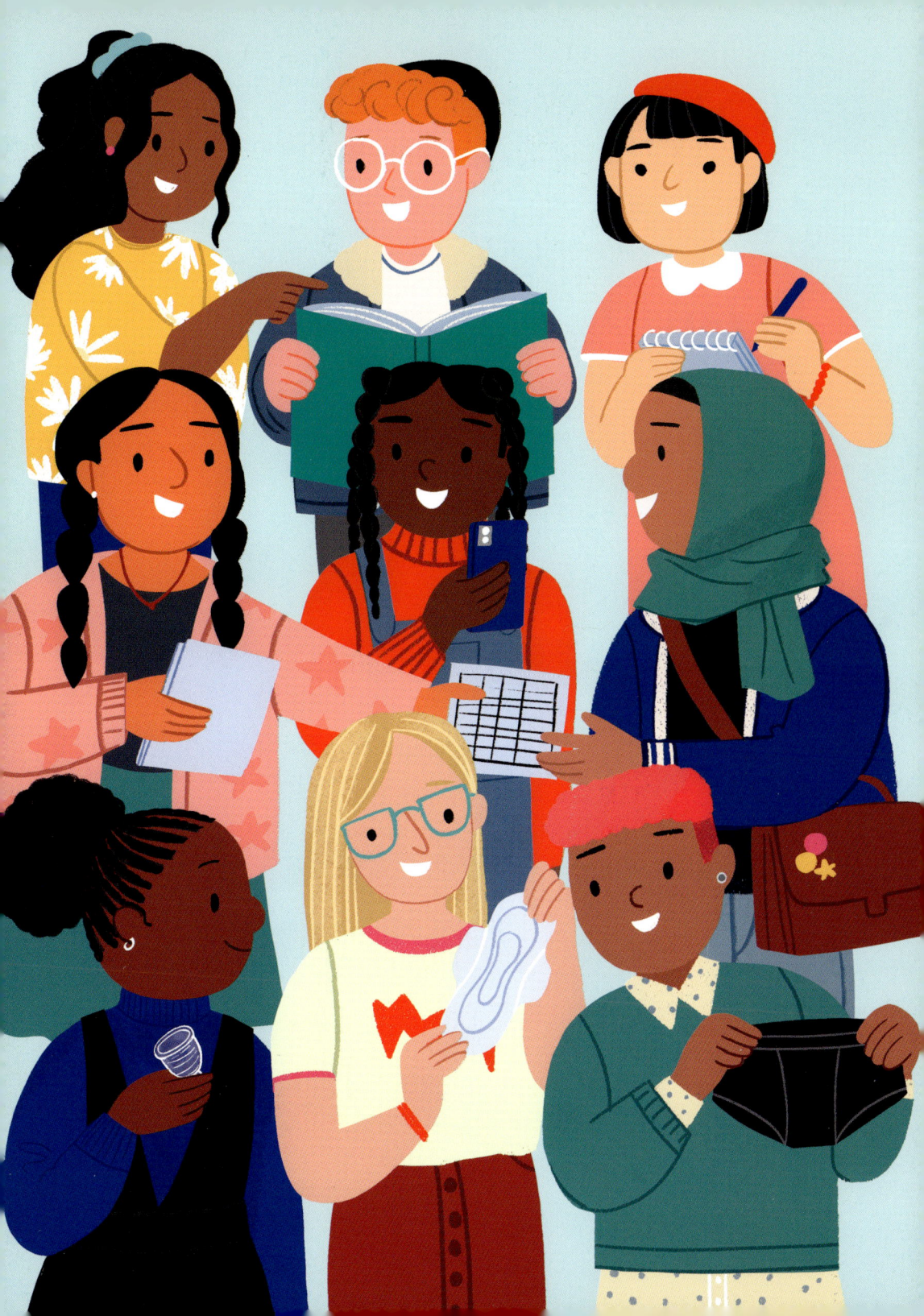

생리는 어떻게 생겼어?

생리 때 나오는 피인 생리혈은 사람마다 달라. 한 생리 주기에서도 때마다 다르고, 일생 동안 생리 주기에서도 때마다 다르지.

생리혈은 그냥 피가 아니야! 실제로 네 몸에서 나오는 건 자궁 내막(자궁 안쪽 벽)의 두꺼워진 내벽이지. 생리혈은 자궁 내막 벽의 혈액 세포와 조직 세포, 질에서 만들어진 점액과 체액으로 이루어져 있어.

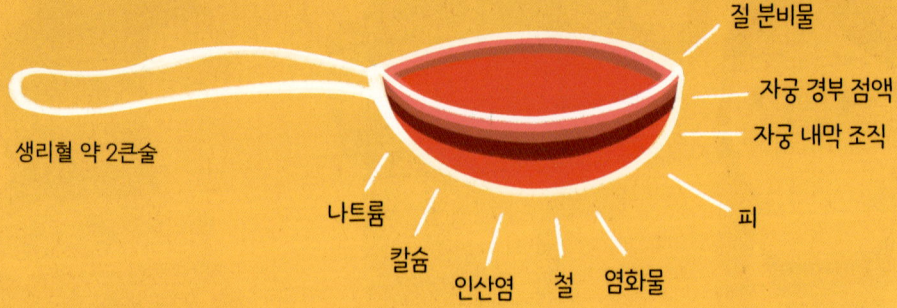

생리혈 약 2큰술 / 질 분비물 / 자궁 경부 점액 / 자궁 내막 조직 / 피 / 염화물 / 철 / 인산염 / 칼슘 / 나트륨

생리혈은 색이나 질감이 다 달라. 어두운 빨간색이나 약간 갈색일 수도 있고, 분홍색이나 밝은 빨간색일 수도 있지. 걸쭉하거나 묽기도 하고, 빨리 흐를 수도 있고 천천히 흐를 수도 있어. 또 생리가 시작되기 바로 전, 연한 핏자국이 보이거나 물 같은 분홍색 액체가 나오는 사람도 있지.

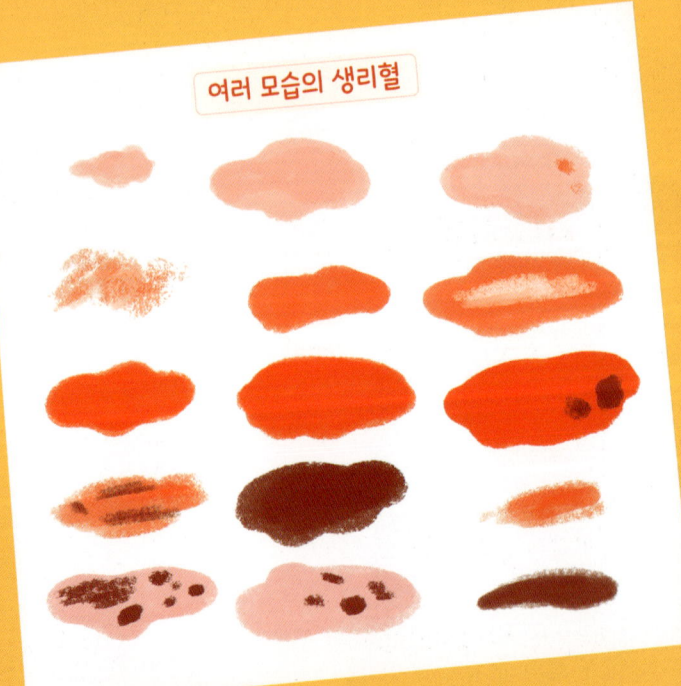

여러 모습의 생리혈

이러다 피가 다 빠지는 거 아니야?

생리 때 한꺼번에 피가 많이 나오면 무섭기도 해. 뇌가 우리를 보호하기 위해서 두려움을 느끼게 하거든. 피를 흘리는 건 다쳤다는 걸 뜻하니까. 그렇지만 생리혈은 다치는 것과는 상관없으니 괜찮아.
수정란을 지키려고 자궁을 안전하고 아늑하게 만들던 자궁의 내벽이 밖으로 나오는 것뿐이야. 생리혈이 나오는 걸 보기가 힘들다면 이 사실을 떠올려 봐.

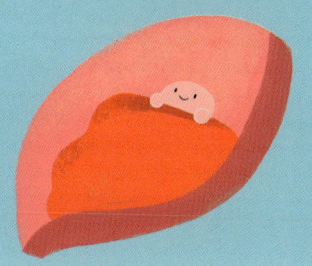

피가 덩어리로 나오는 혈전

때때로 생리혈이 덩어리처럼 나올 수 있어. 양이 많은 날이나 양이 많은 생리 주기 때 특히 그래. 손가락끝 정도 크기만 한 걸쭉한 핏덩어리가 나오는 일도 종종 있는데, 이건 남은 생리혈에 물질 한두 가지가 더 섞여서 만들어지는 혈전이야.
약간 어두운 빨간색이나 검은색이고, 잼이나 젤리 같아. 휴지로 으깨면 빨갛게 되지. 혈액 세포들이 매우 빠르게 엉겨서 만들어진 것이라서 색이 진해 보이는 거야. 혈전이 나오면 놀랄 수 있지만 대개는 걱정하지 않아도 돼.

나의 이야기

혈전은 어떻게 보면 마치 간 조각처럼 생겼어. 그래서 나는 혈전을 처음 봤을 때 자궁에서 내 간이 빠져나오는 것인 줄 알았어(걱정하지 마. 그건 절대 일어날 수 없는 일이잖아). 나중이 되어서야 혈전이 꽤 멋있게 생겼다는 걸 깨닫게 되었지!

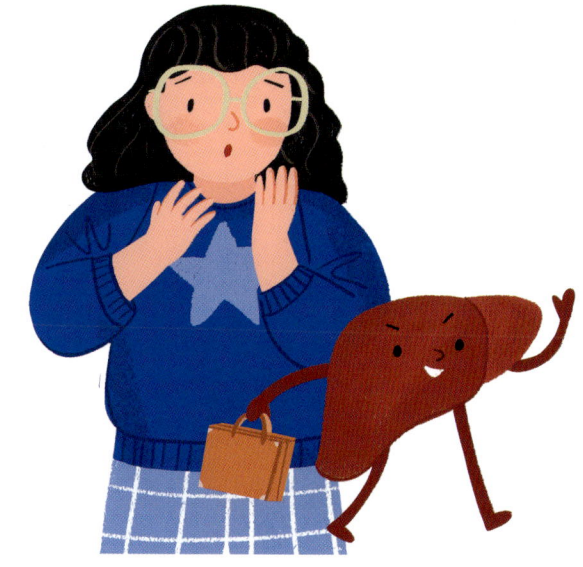

생리할 때는 어떤 느낌이야?

사람마다 시기마다 생리하는 느낌은 다 다를 거야. 하지만 그 느낌을 최대한 자세히 설명해 볼게. 생리할 때 느낌이 어떤지 사람들과 이야기하고 의견과 정보를 나누어 봐.
다른 사람들의 경험도 알 수 있고, 너나 친구가 생리 때문에 불편한 일이 있다면 해결책을 찾을 수 있게 될 거야.

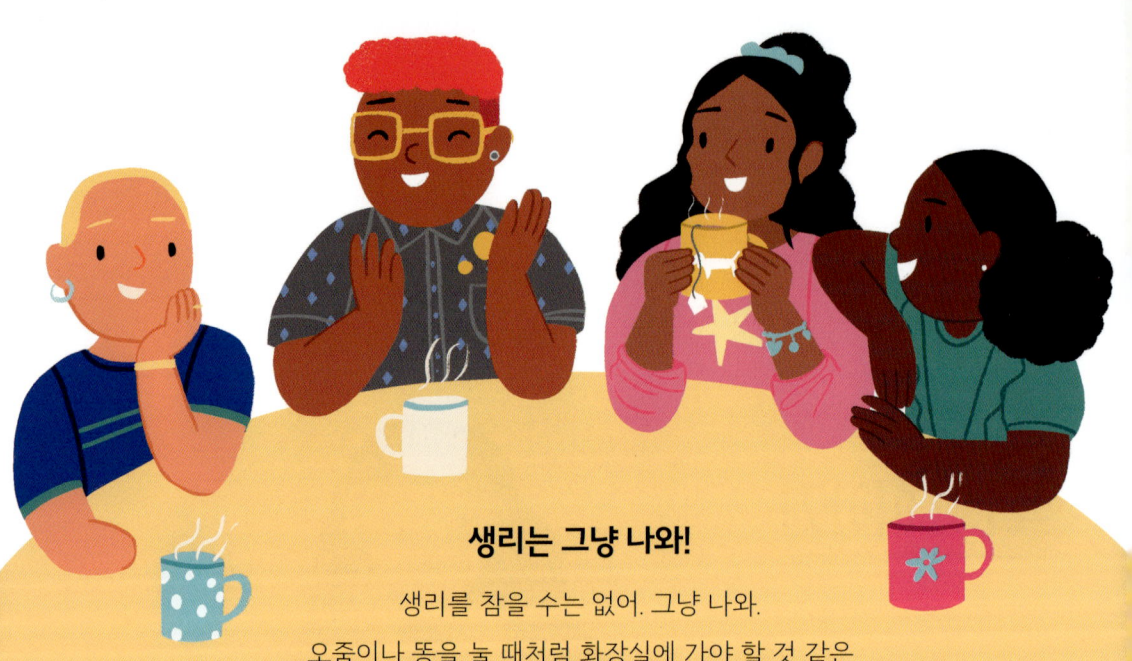

생리는 그냥 나와!

생리를 참을 수는 없어. 그냥 나와.
오줌이나 똥을 눌 때처럼 화장실에 가야 할 것 같은
마려운 느낌이 오지 않는다는 뜻이야.
가끔은 생리하고 있다는 걸 전혀 느끼지 못할 때도 있어.
그냥 속옷에 생리혈이 묻어 있거나 화장실에 가서 피가 나온 걸
보고 알게 되지. 생리혈이 아주 천천히, 한 번에 너무
적은 양이 나올 때에는 그 느낌을 알아차리지 못해.

반대로 생리하고 있다는 게 정말 잘 느껴질 때도 있어. 양이 많은 날이나 잠자리에 든 다음에 생리를 시작하면 그렇지.

아침에 침대에서 일어나려고 몸을 움직일 때, 의자에 오래 앉아 있다가 막 일어설 때, 외음부가 이상하고 무거운 게 쏟아지는 느낌이 들 때가 있어. 나는 이 느낌을 '생리 콸콸'이라고 불렀어. 그렇게 말하면 친구들이 웃지.

질에서 질척한 것들이 한꺼번에 쏟아져 나오는 것 같아서 화장실에 가서 보면 진짜 그렇더라고. 물론 아프진 않아. 난 이런 현상이 조금 웃기게 느껴지기도 해.

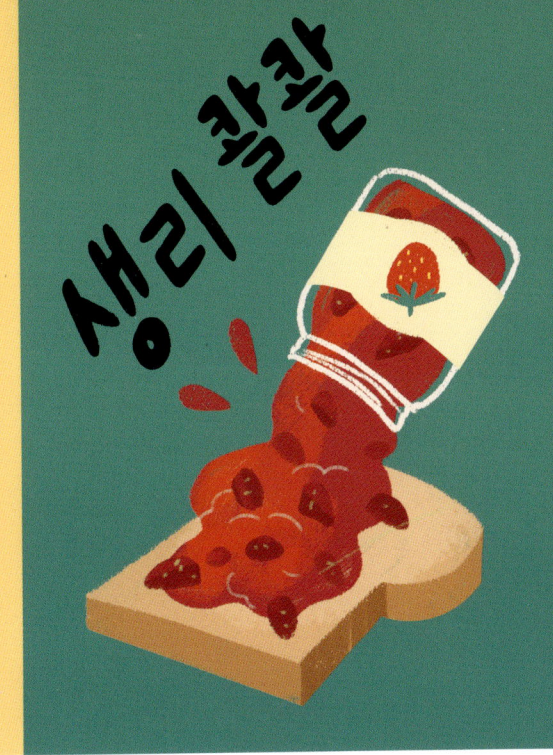

몸의 변화

생리 주기가 이어지는 동안 몸의 다른 부분에도 여러 가지 변화가 생긴다는 것을 아니? 배란을 한 다음에는 '유방 압통'을 느낄 수 있어. 가슴 부분이 답답하거나 무겁고, 조금 아픈 것을 말하지. 호르몬이 변하면서 생기는 느낌인데, 보통은 생리 주기의 새로운 단계로 넘어간다는 신호야.

생리 주기의 어떤 때는 피부에 반점이 생기고, 기름기가 많아지거나 반대로 건조해지기도 해. 잘 살피면 이런 일이 늘 동시에 일어난다는 걸 알아차릴 수 있어. 평소 생리 주기에 너에게 어떤 변화가 생기는지 지켜봐. 네가 생리 주기의 어느 단계에 있는지 알게 되고, 각 단계마다 피부를 관리하는 데에도 도움이 될 거야.

생리통

생리할 때 때로는 매우 아프고 경련이 일어나기도 해. 그 이유는 자궁의 근육이 생리혈을 밀어내기 때문이야. 배꼽 바로 아래와 방광 아래를 쥐어짜고 당기는 느낌이 들지.

자궁을 움직이는 근육과 신경은 다른 기관과도 가까워서 외음부, 허벅지, 허리까지 아프게 돼. 생리를 시작하게 하는 호르몬은 장에도 영향을 줘. 소화 불량이 생기거나 똥을 아주 많이 누기도 하지. 생리통이 나아지는 데에는 운동, 춤, 마사지가 좋아. 몸을 따뜻하게 하는 것도 좋지. 물병이나 열 패드를 따뜻하게 만들어서 안전하게 사용해 봐. 마치 네 몸 안이 부드럽고 따뜻하게 마사지를 받는 것 같을 테니까.

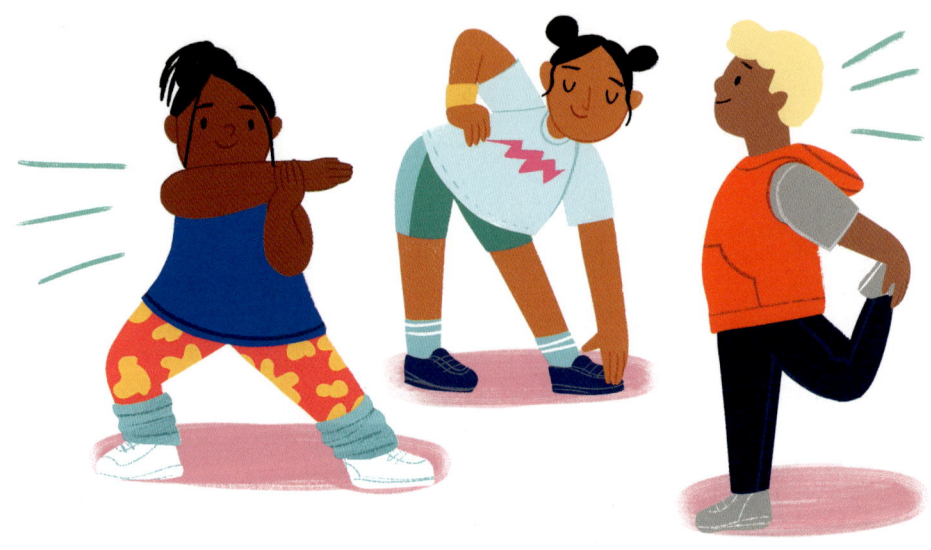

생리할 때가 아닌 생리 주기의 다른 때에도 경련을 느낄 수 있다는 걸 아니?
어떤 사람들은 배란할 때 한쪽, 또 다른 쪽을 약간 꼬집는 것처럼
난소가 약간 따끔거리는 것을 느껴. 이걸 '배란통'이라고 해.
배란통은 독일어로는 '가운데의 고통'이라고 부른대.

감정 변화

생리가 시작되기 바로 전에는 너무 슬프거나 피곤하거나 긴장되거나 흥분할 수 있어. 이런 감정으로 네가 평소처럼 할 일을 계속한다면 심술부리거나 화내기가 쉬워지지. 이걸 '월경전증후군(PMT)'이라고 해.

관리하는 좋은 방법은 생리 예정일을 확인하고, 관리 계획을 세우는 거야. 아주 예민해질 수 있다는 걸 알면 감정을 다루는 데 도움이 돼. 생리 주기에 어떤 일이 일어나는지 아는 게 중요해. 생리 주기 단계마다 일어나는 일을 여러 생리 기간에 걸쳐 일기로 써 봐. 하지만 무언가, 또 누군가가 널 정말 괴롭히는 거라면 생리 탓으로 돌리면 안 돼. 적극적으로 문제를 해결하고, 네가 느낀 것을 다른 사람들에게 이야기해야 해!

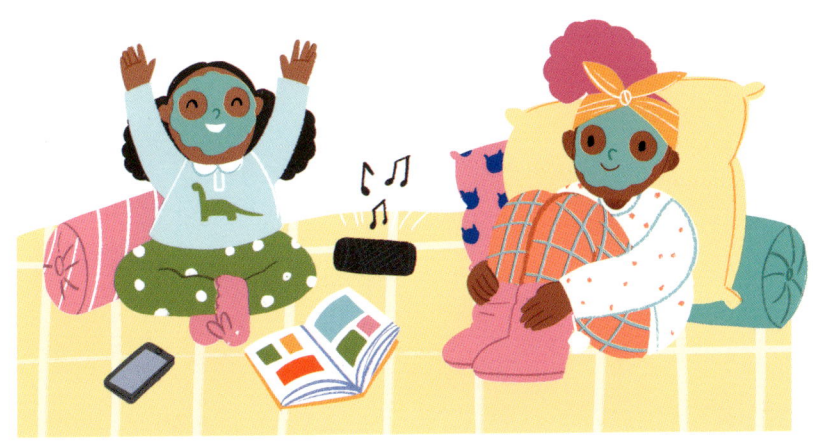

나의 이야기

생리 바로 전에, 또는 생리를 막 시작했을 때 변비가 생기거나 반대로 똥을 많이 누게 되는 건 여러 사람들이 흔히 겪는 일이야. 하지만 처음에는 나만 그런 줄 알았어.
내가 친구들에게 그 이야기를 했을 때, 친구들도 나랑 똑같다는 걸 비로소 알게 되었지!
우리는 이제 그걸 '생리 똥'이라고 부르기로 했어. 어때, 정말 재미있지!

생리 주기 표 만들기

지금까지 생리 주기의 여러 단계에 대해 이야기했어. 이제 너도 스스로 생리 주기의 어느 단계에 있는지 떠올려 볼 수 있을 거야. 생리 주기를 표로 그리는 것도 생리를 잘 관리하는 한 방법이야(네 생리의 주인이 되기 위해 내딛는 큰 발걸음이지!). 표와 그래프를 그리면 생리와 전체 생리 주기의 자세한 내용을 추적해 나갈 수 있어.

생리 주기 표를 창의적으로 재미있게 그리는 방법이 많아. 펜, 자, 컴퍼스를 사용해서 생리 주기 표를 손으로 직접 디자인해 봐. 컴퓨터에서 표나 스프레드시트를 사용해 만들어도 돼. 스티커, 콜라주, 나만의 일러스트를 넣어 장식하고 다양한 색깔로 꾸며. 이걸 책장에 두어도 좋고, 가지고 다니거나, 큰 포스터로 만들어서 벽에 붙일 수도 있어!

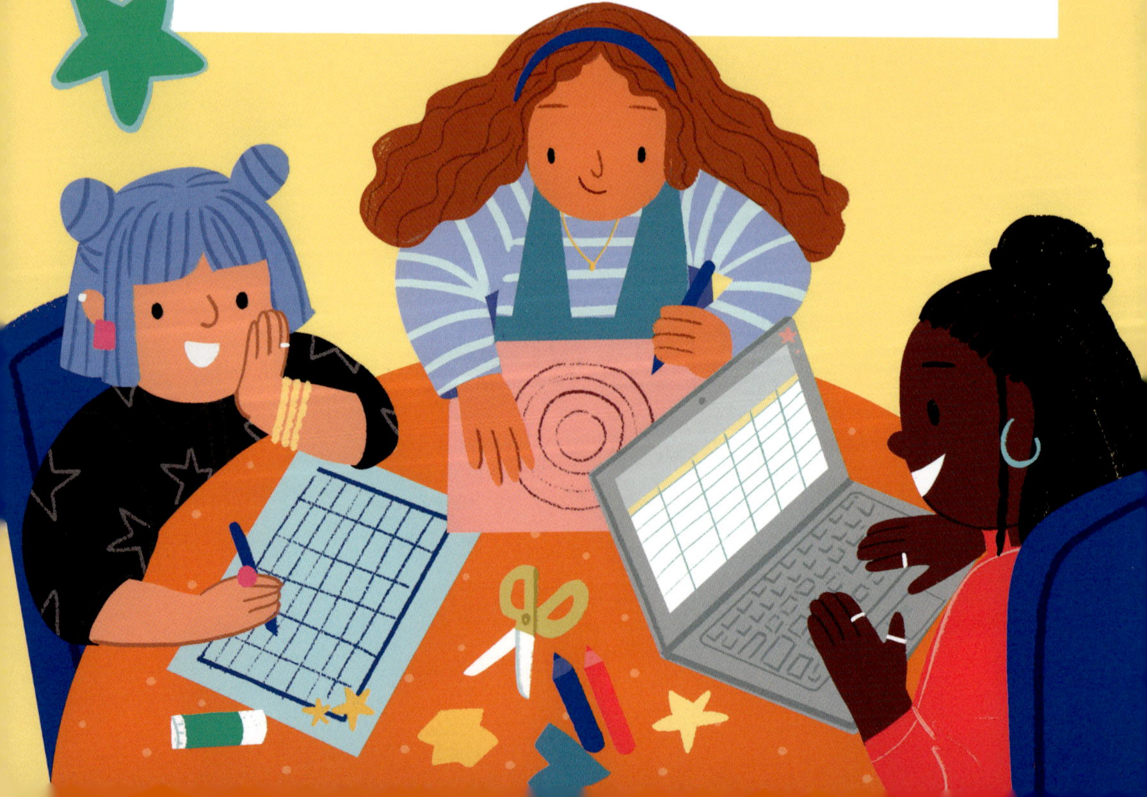

먼저 큰 표에 열을 추가해서 한 해 동안의 모든 생리 주기를 표시해. 아니면 원을 여러 개 이어 그려서 각 생리 주기를 표시해도 돼. 아래는 표에 꼭 넣어야 할 가장 중요한 것들이야.

- **생리 시작일** (생리가 시작된 날)
- **생리 기간** (생리가 이어진 날수)
- **생리 주기** (이번 생리 시작일을 기준으로 다음 생리 시작일까지 날수)

별도로 칸을 더 만들거나 나누어서 매달 몸의 변화, 스트레스 받았던 일, 행복했던 일, 여행을 갔던 일, 아프고 다쳤던 일도 기록하면 좋아. 이 모든 게 생리 주기에 영향을 미치고, 호르몬을 변화하게 만들거든. 한 해가 끝날 때는 페이지나 쓰는 란을 더 추가해 봐. 여기에 한 해 평균 데이터를 요약해 두는 거야. 그러면 그 해의 생리가 어땠는지 돌아볼 수 있어.

나의 이야기

예전에 나는 생리 시작일을 다이어리에 점을 작게 찍어서 표시했어. 그런데 나중이 되면 날짜를 찾기가 너무 힘들더라고. 그래서 10년 치 나만의 생리 주기 표를 직접 디자인해서 만들었어. 그걸 쓰니까 지난 몇 년 동안 생리 주기가 어떻게 바뀌었는지 한눈에 볼 수 있었어. 나의 생리 주기를 바꾼 인생 사건이 있었다는 것도 알게 되었지. 이렇게 자세히 기록하니까 생리가 훨씬 편해졌어.

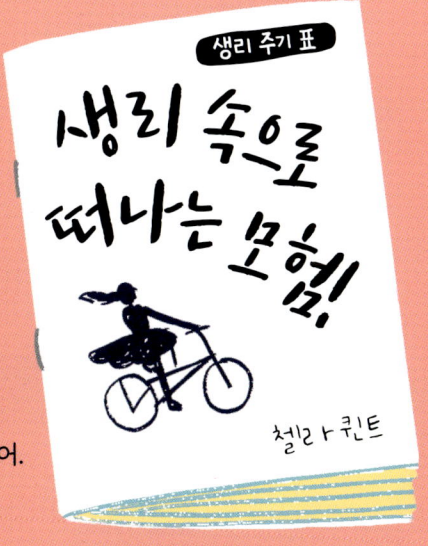

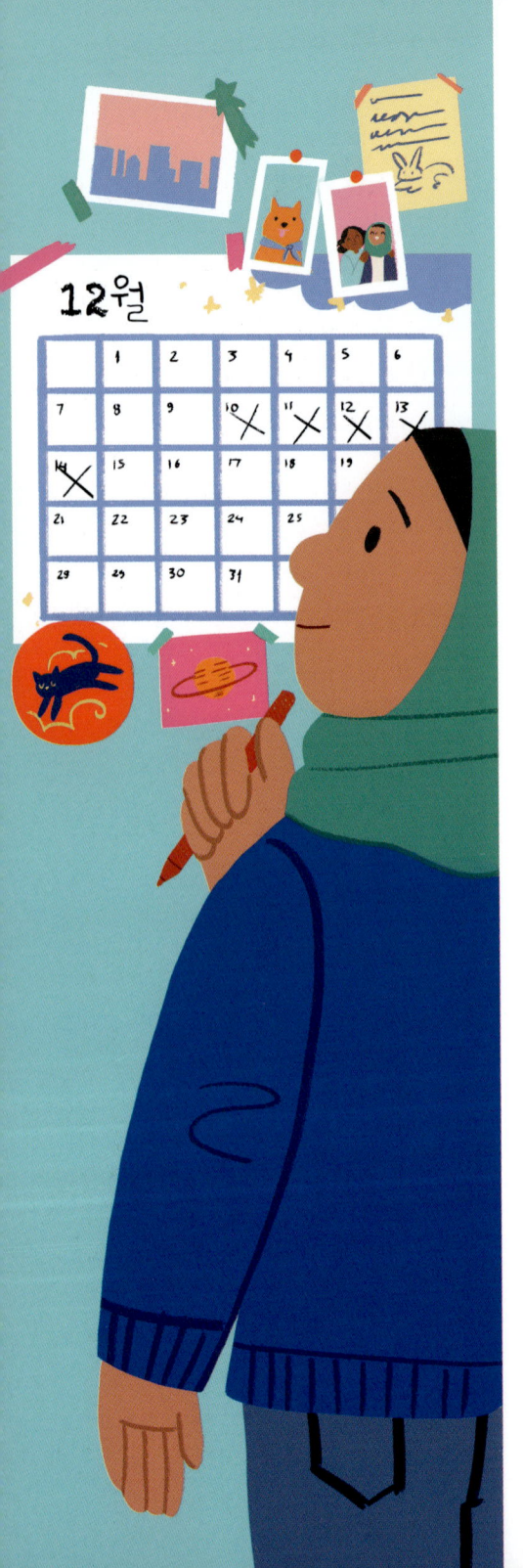

다이어리나 달력에 기록하기

표를 만들지 않겠다면 간단히 다이어리나 달력을 사용해도 돼. 달력에 표시하면 전체 생리 주기를 더 쉽게 알아볼 수 있고, 남는 공간에 배란기와 월경전증후군도 기록할 수 있어.

달력에 기록했다면 해가 지날 때 다 쓴 달력을 버리지 않도록 주의해. 달력을 버려야 한다면 네가 표시한 생리 데이터를 안전하게 다른 곳에 옮겨서 보관해야 해.

이렇게 기록하는 게 할 일이 많고 기억하기 어려울 거 같지만 실제로 해 보면 꽤 재미있어. 그리고 건강한 습관이지! 의사의 진료를 받을 때 너에게 규칙적으로 생리를 하는지 물어보면 대답하기도 좋을 거야. 어른들은 아기를 가지려고 준비할 때 이렇게 기록한 내용을 활용하기도 해.

> 1년이 12개월이니까 1년 동안의 생리 주기도 12회라고 생각할 수 있어. 그렇지만 실제 생리 주기가 얼마인지에 따라 11회에서 16회까지 될 수 있어. 생리를 정확히 한 달에 한 번씩 하는 건 아니거든.

앱 사용하기

생리 주기를 추적하는 여러 가지 앱도 있어. 앱은 정보를 쉽게 찾을 수 있고, 생리 주기를 직접 계산하는 것보다 더 빨리 계산해서 다양한 통계까지 낼 수 있지.

어린이와 청소년들도 안전하게 사용할 수 있게 설계된 앱들이 있어. 물론 어른의 허가를 받아야만 다운받을 수 있지.

앱은 정말 좋지만 몇 가지 단점도 있어. 생리용품을 판매하는 기업의 앱이 많아서 새로운 고객을 만드는 광고로 활용될 수 있다는 점이야. 어떤 앱들은 광고하려는 기업에게 네 생리 데이터를 팔기도 해. 마치 네 생리를 갖고 싶어 하는 것처럼 말이지!

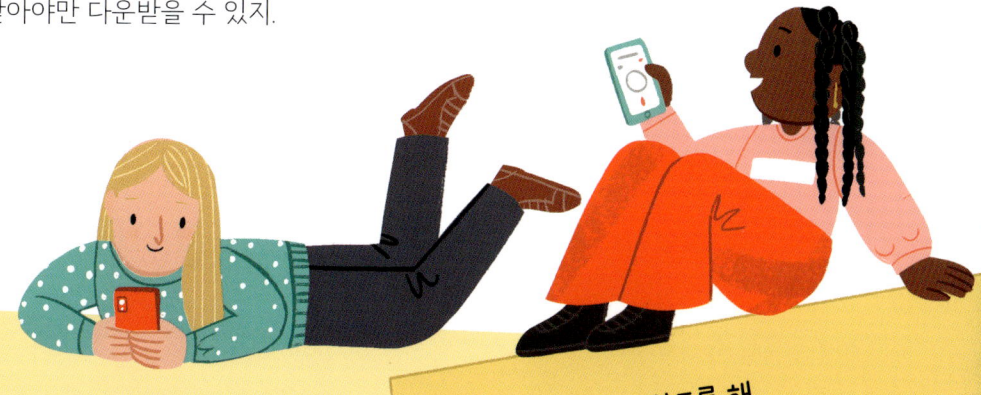

지금 또는 앞으로 앱을 사용할 거라면, 이런 앱을 고르도록 해.

✓ 네 생리 데이터를 어떻게 활용하는지 알린다.

✓ 월경 전문가들의 추천을 받았다.

✓ 어린이와 청소년을 위해 설계되었다. 개인 정보 보호와 안전에 신경을 쓰고 있다.

✓ 내용을 찾아보기 쉽고, 다양한 색깔과 여러 가지 찾기 옵션이 있다.

이런 앱은 피하도록 해.

✗ 특정 생리용품이나 생리용품 기업의 후원을 받았다.

✗ 개인 정보를 어떻게 활용하는지 알리지 않는다.

✗ 성인 전용으로 설계되었다.

✗ 소셜 미디어를 사용해서 네가 사진을 올리거나 다른 회원들과 대화하기를 원한다.

✗ 누군가의 성별이나 그 성별은 어떤 색깔을 더 좋아할 거라고 확신하는 듯한 고정 관념이 느껴진다.

여러 종류의 분비물

생리할 때 나오는 피인 생리혈에 대해 앞에서 이미 배웠어. 그런데 생리 주기에는 다른 체액도 나와. 속옷이나 손가락, 휴지에 묻은 체액을 보고 뭔지 궁금해한 적이 있을 거야. 이건 '분비물'이야. 생식 기관에서 만들어지는 체액과 다른 물질들이지.

건강한 분비물

때마다 나오는 분비물에는 여러 종류가 있어. 비슷비슷하게 보이지만, 나오는 몸의 부분도, 나오는 시간도, 왜 나오는지도 다 달라. 예를 들어, 질 입구와 요도 가까이에 있는 분비샘에서 나오는 체액은 질과 요도를 부드럽게 만들고, 깨끗하고 편안하게 지켜 주는 일을 해.

분비샘에서는 질 벽을 부드럽고 매끄럽게 해 주는 다른 체액도 만들어. 네가 누군가에게 매력을 느끼거나, 신나거나, 기분 좋은 느낌이 들 때 분비되지.

자궁 경부에도 점액이 있어. 생리 주기 단계마다 점액은 조금씩 달라지지. 배란 바로 전에는 날달걀 흰자나 투명한 슬라임처럼 보이고, 잘 늘어나. 점액은 정자가 수정될 난자에게 가닿도록 돕는 작은 사다리 역할을 해.

사춘기를 거치면서 호르몬이 바뀌면 땀이 더 많이 나. 외음부와 엉덩이 주위 땀샘에서도 땀이 많이 나지. 활동을 많이 하거나 따뜻한 곳에 오래 앉아 있으면 속옷까지 땀으로 젖을 수 있어.

또 팬티 중간 부분 색이 바래거나 시간이 지나며 탈색된 듯한 걸 보게 될 거야. 이건 정상이야. 질에서 나오는 체액은 원래 약한 산성이어서 건강한 분비물이 팬티 가운데 덧댄 부분의 색을 바래게 하는 게 당연해. 너한테도 속옷한테도 아무 문제가 없어!

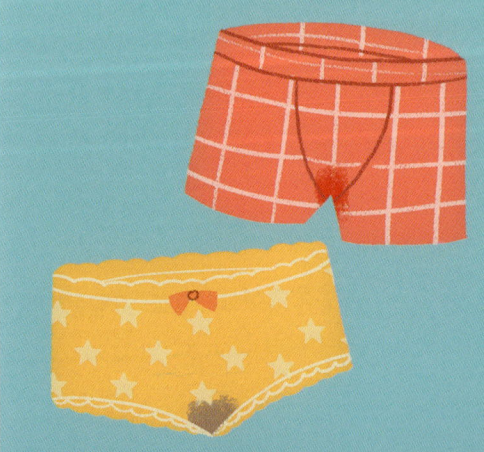

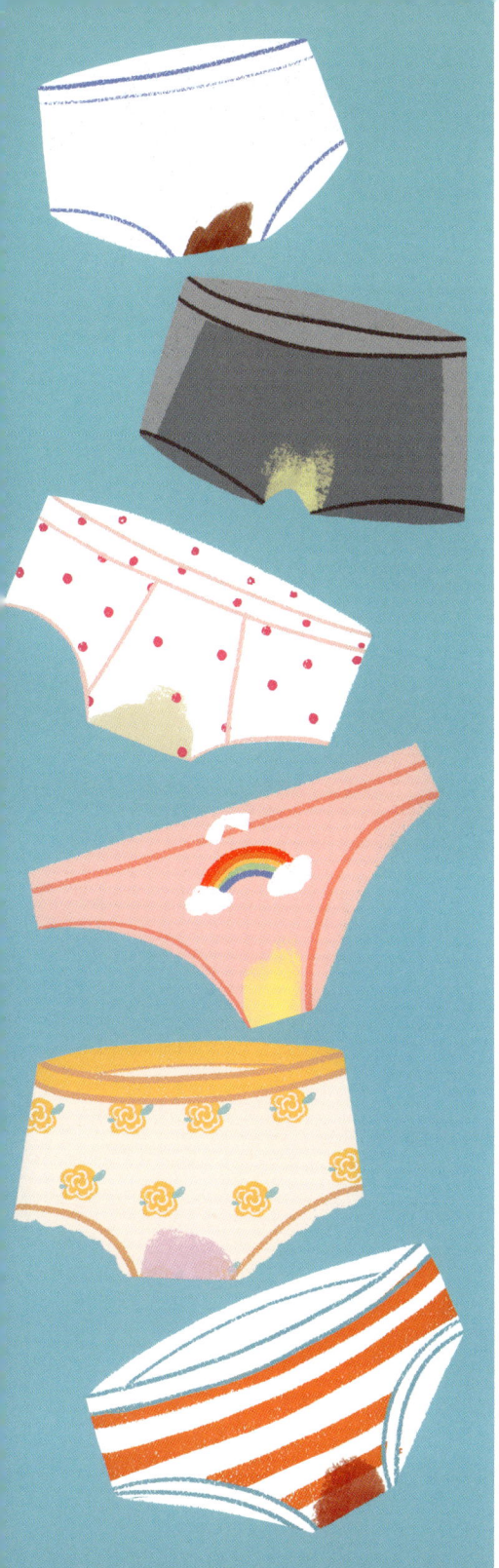

건강하지 않은 분비물

네 몸 안에는 다양한 종류의 박테리아들이 살고 있어. 몸은 늘 그것과 건강하게 균형을 이루려고 일하지. 하지만 때로는 균형을 이루지 못하고 감염을 일으켜. 그러면 건강하지 않은 분비물이 밖으로 나오게 돼.

진균성 질염(곰팡이 질염)은 흔하게 걸리는 질병이야. 질 안에 박테리아들의 균형이 깨져서 그래. 외음부 안으로 비누가 들어가거나 꽉 끼는 속옷을 입으면 생길 수 있어. 진균성 질염에 걸리면 간지럽거나 아프고, 두부를 으깬 것 같은 탁한 분비물이 나오기도 해.
박테리아의 균형이 깨져서 생겨나는 또 다른 종류인 세균성 질염도 있어. 이것에 걸리면 냄새 나는 회색의 묽은 분비물이 나올 수 있어.

성병 때문에 나오는 분비물

성관계를 통해 전염될 수 있는 병을 '성병(STI)'이라고 해. 아프고 피가 나며, 가려울 뿐만 아니라 분비물에서 평소와는 다른 냄새, 색깔, 질감을 느낄 수 있어.
성생활을 할 계획이 있는 사람이라면 산부인과 의원에서 진찰을 받아야 해. 다행히도 성병은 대부분 치료할 수 있고, 안전한 성관계로 예방할 수도 있어.

생리와 관련된 질병들

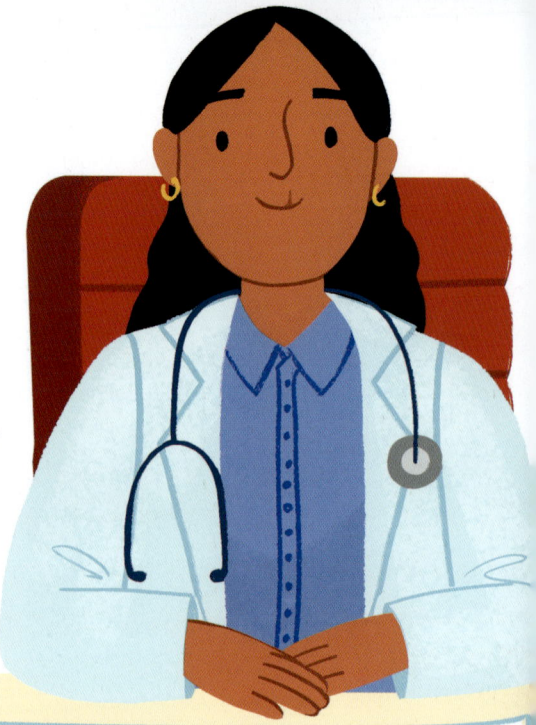

혈압이나 심장 박동 수처럼 월경도 몸 건강의 한 부분이야. 생리에 이상한 점이 있다면 질병을 의심해 볼 수 있어. 매우 흔한 증상도 있고, 드물게 나타나는 증상도 있지. 이상한 점이 있거나 아프다면, 아래에 설명하는 내용이 아니더라도 의사의 진찰을 받아야 해.

생리를 하지 않는 경우

만 9살 전에 이미 사춘기 징후가 나타난 사람, 가임기에 갱년기가 찾아온 사람의 경우는 일반적이지 않아서 다른 건강상 문제를 확인해야 해.

하지만 그 밖에 대부분 사람들은 스트레스, 질병, 큰 상처, 호르몬 상태, 식습관, 하는 운동에 큰 변화가 있을 때 생리 주기가 불규칙해지고 여러 달 동안 생리를 하지 않을 수 있어. 만약 성생활을 하는 사람이라면 임신이 되어서 생리가 없어진 것일 수도 있지.

몸 바깥쪽이 아픈 경우

외음부나 질에 통증이 생기는 경우야. 답답하고, 가렵고, 붓고, 오줌을 눌 때 타는 듯한 느낌이 든다면 감염이나 상처 때문일 수 있으니 의사의 진찰을 받도록 해.

몸 안쪽이 아픈 경우

생리통이 있을 때, 아주 아프고 정신을 잃을 정도이거나 날카로운 통증이 느껴져서 고통스럽다면 의사를 찾아야 해. 이번 생리 기간과 다음 생리 기간 사이에 골반이나 허리 아래쪽에 무지근한 통증이 느껴질 때도 마찬가지야.

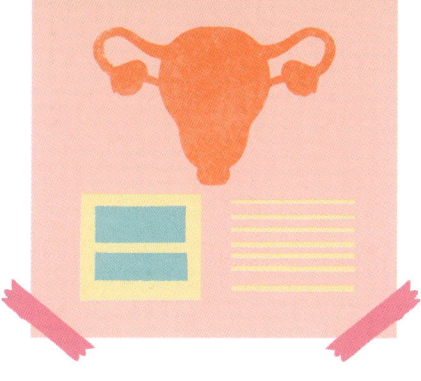

꼭 도움을 구해야 할 중요한 일…

'여성생식기절제술(여성 할례)'이란 외음부 모양이나 감각을 바꾸는 여러 수술을 부르는 이름 중 하나야. 몇몇 공동체에서 옛날에 했거나 지금도 하는 전통적 관행이지. 하지만 오늘날에는 많은 나라에서 불법이야. 흉터가 남아 아프고, 감각이 사라지며, 질에서 생리가 흐르는 방식까지 달라질 수 있거든. 만일 네가 아는 사람이 이 수술을 받아야 한다면, 의사와 전문가에게 알리고 도움을 구해.

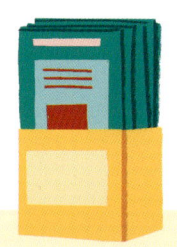

알아차리기 힘든 경우

'자궁내막증'이나 '다낭성난소증후군(PCOS)'처럼 증상이 조금만 나타나는 질병들은 쉽게 알아차리기 어려워. '월경전불쾌장애(PMDD)'라는 것도 있어. 생리 주기의 특정한 때에만 생기는데, 불쾌한 기분 때문에 정신 건강에 좋지 않아.

이런 질병들은 드물긴 하지만 그래도 네가 조금이라도 걱정된다면 두려워하지 말고 의사에게 의심되는 질병의 이름을 대고 물어보도록 해.

미래를 위해 알아 두어야 할 질병

생식 기관에 영향을 미치는 암은 어린이와 청소년에게는 거의 생기지 않아. 하지만 미래를 생각해서 암에 대해 질문하는 방법은 알아 둘 만한 가치가 충분히 있어.

암이나 생리, 둘 다 다른 사람에게 이야기하기 어려울 수 있지만 언제나 도와 달라고 말할 수 있어야 해.

앞에서 말한 질병 말고도 이번 생리와 다음 생리 사이에 피가 나오는 일이 있다면 반드시 의사에게 진찰을 받도록 해.

생리 고민 말하는 방법

월경은 우리 삶의 자연스러운 한 부분이야. 생리할 때 기분이 약간 변하는 것, 심각하지 않은 정도로 하루 이틀 생리통이 있는 것, 며칠 동안 생리 양이 많다가 그 뒤로 양이 적어지는 것은 아주 정상적인 일이지. 그렇지만 이것과 다르게 평범하지 않은 증상이 있다면 참고 견뎌서는 안 돼. 생리 문제는 때로는 다른 문제도 있을 수 있다는 신호거든. 이런 증상이 있다면 항상 부모님이나 의사와 이야기해야 해.

병에 걸렸을지도 모른다고 생각하면 걱정이 될 거야. 뭐가 잘못되었는지 정확히 모르는데 뭔가 잘못된 것 같은 느낌이 들면 특히 그래. 월경과 관련된 질병이나 문제는 치료가 쉬워. 오히려 발견하는 게 더 어렵지. 여러 사람들, 심지어 부모님과 의사까지도 생리 이야기를 불편해하곤 하니까. 생리의 어떤 문제는 다 밝혀지지 않은 것도 있어. 철저하게 연구되지 않았기 때문이야. 하지만 그 무엇도 네가 아파야 할 이유가 되지는 못해! 너는 건강하게 지낼 자격이 있어.

생리 대화 시작하기

믿을 수 있는 어른과 생리 고민을 나눌 때나 친구와 의견이나 정보를 나눌 때라도 괜히 마음이 조마조마해질 수 있어. 이럴 때 대화를 시작하는 좋은 방법이 몇 가지 있어. 친한 친구나 가족과 함께 연습해 봐.

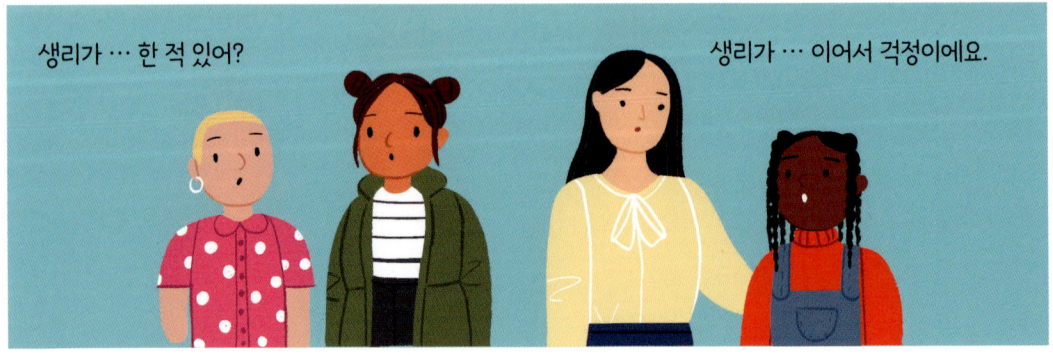

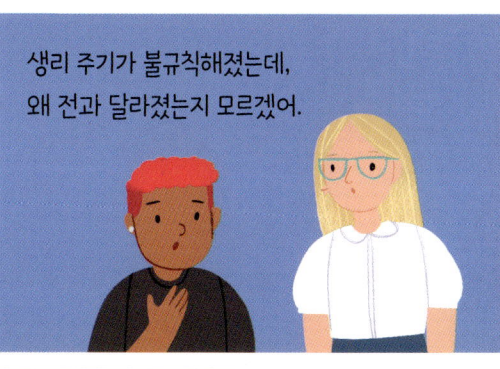
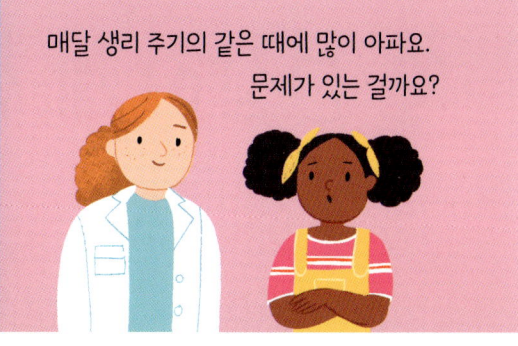
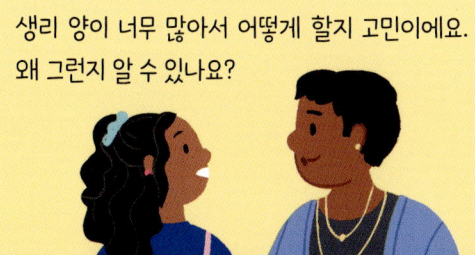
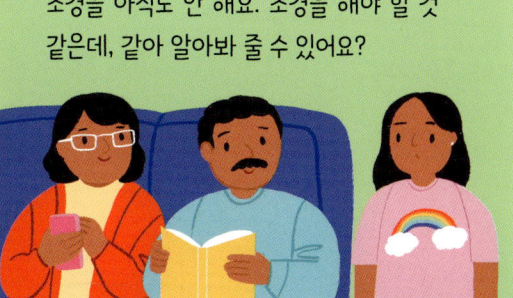
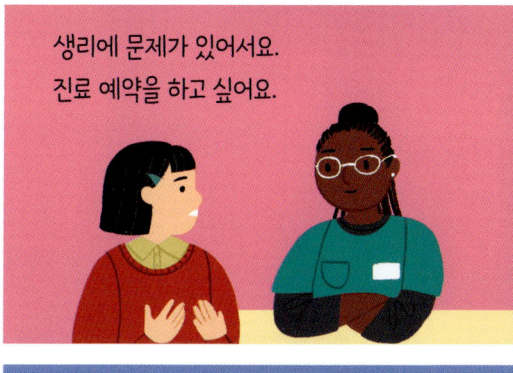
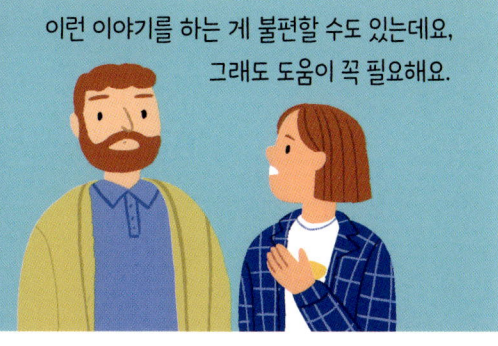
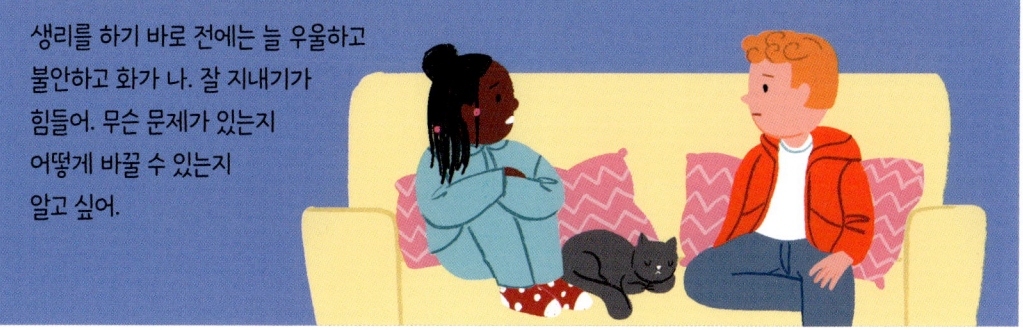

쭉 건강하게 생리하는 방법

생리는 너의 식욕이나 몸의 에너지, 피부에도 영향을 줘. 혹시 이런 것들에 문제가 생길 때를 대비해서 미리미리 관리 계획을 세우는 게 중요하지. 생리를 쭉 건강하게 이어 가기 위해 필요한 습관을 알아 두면 큰 도움이 될 거야.

운동하기

규칙적으로 스트레칭을 하고, 코어 강화 운동(몸의 중심부 힘을 기르는 운동)을 하면 좋아. 생리하는 동안에도 이런 운동을 하면 생리통을 줄일 수 있어. 규칙적인 운동은 생리 주기 전체에 걸쳐서 몸의 에너지와 너의 기분에 도움을 줄 거야. 또 잠자는 습관과 건강을 위해서도 좋지. 그렇지만 늘 하던 운동을 갑자기 바꾸면 생리 기간이 몇 달 동안 바뀌거나 생리가 멈출 수 있어.

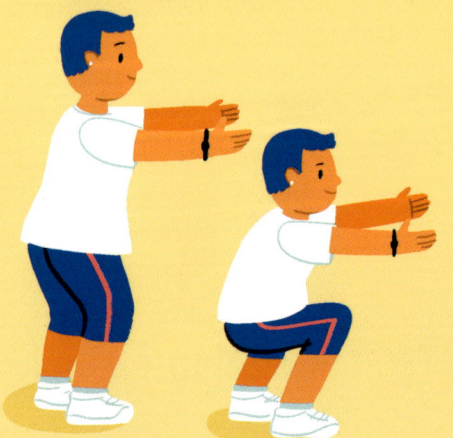

건강하게 먹기

생리 예정일 바로 전에는 설탕, 소금, 복합 탄수화물, 지방이 많이 들어 있는 음식이 더 당길 수 있어. 그렇지만 이런 음식을 많이 먹으면 속이 더부룩하고 소화가 잘 안 돼. 채소와 과일을 먹고, 물을 충분히 마시도록 해. 건강한 식단은 생리 주기를 규칙적으로 이어 가는 데 좋아. 운동과 마찬가지로 네 몸무게가 갑자기 늘거나 줄 때에도 생리 기간이 바뀌거나 생리가 멈출 수 있어.

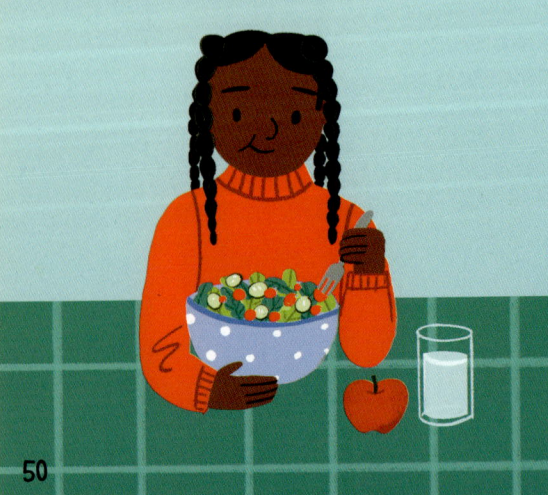

피부와 음모 관리하기

생리 주기의 시기마다 호르몬이 변하면서 피부 상태도 달라진다는 것을 알게 될 거야. 반점이 생기거나 평소보다 기름기가 많아지거나 반대로 건조해질 수도 있어. 매일 피부 관리를 이 변화에 잘 맞추어서 하면 돼.

외음부나 질 안에 비누나 물티슈, 세정제를 사용하는 건 좋지 않아. 감염을 일으킬 수 있거든. 음순 바깥쪽은 비누나 샤워젤로 씻어도 되지만 음순 안쪽은 그냥 두면 스스로 깨끗해져!

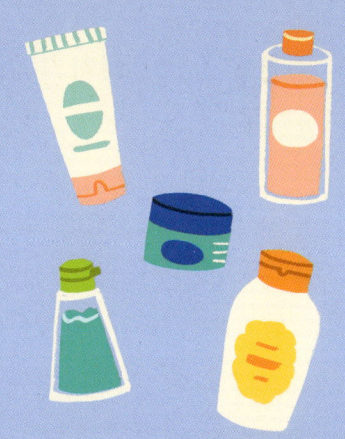

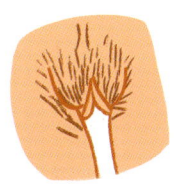
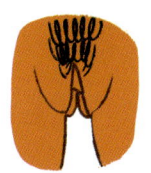
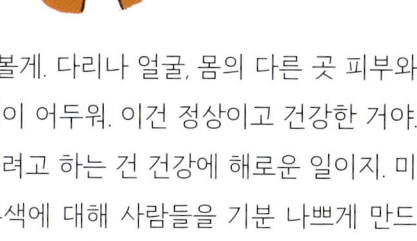

피부 이야기를 더 해 볼게. 다리나 얼굴, 몸의 다른 곳 피부와 달리 외음부는 피부색이 어두워. 이건 정상이고 건강한 거야. 외음부 피부색을 바꾸려고 하는 건 건강에 해로운 일이지. 미디어에서 외음부 피부색에 대해 사람들을 기분 나쁘게 만드는 이야기가 나온다면 주의해야 해.

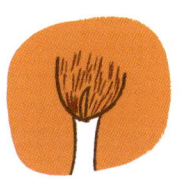
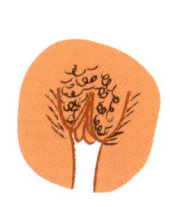

음모도 사람마다 다른 모습과 양으로 유전적으로 물려받아. 어른들은 음모를 그대로 두기도 하고, 자르거나 완전히 없애기도 해. 시대와 사는 곳의 유행을 따르는 거지. 물론 따르지 않는 사람도 있어. 하기 싫은 걸 해야 한다고 부담을 느낄 필요는 없지. 이건 기억해. 우리 몸에 음모가 나는 건 이유가 있다는 걸 말이야. 음모는 민감한 부분을 보호하고, 질 안으로 이물질이 들어가는 걸 막아 주는 거야.

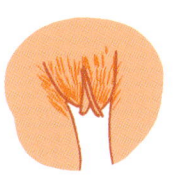
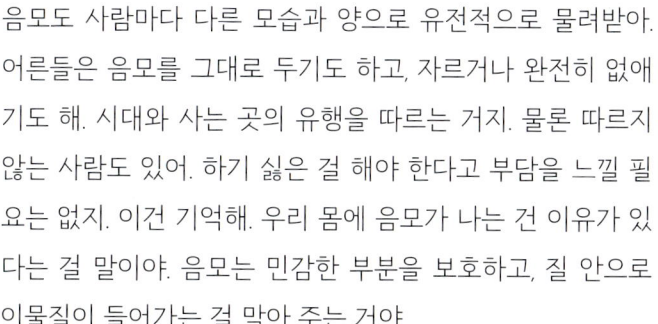
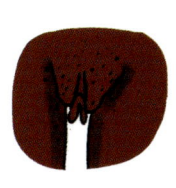
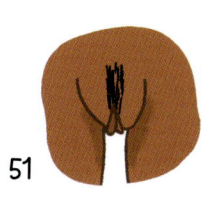

골반 기저근 운동하기

골반 기저근은 소변과 대변을 잘 조절하고, 몸의 감각을 잘 느끼게 하고, 아기를 낳을 때 도움을 줘. 그래서 튼튼해야 해.
하지만 나이가 들수록 근육층이 점점 약해져. 몸속 장기들이 골반 기저근을 누르고 있거든. 또 몸무게가 늘거나, 임신과 출산을 하면 골반 기저근을 더욱 누르게 돼.
이 골반 기저근이 튼튼하게 작동하게 하는 가장 좋은 방법은 운동이야! 골반 기저 운동은 근육을 수축하는 거라고 생각하면 될 거야. 오줌을 참아 본 적 있니? 그때 바로 골반 기저근이 수축돼. 그러니 오줌을 누는 동안에는 골반 기저 운동을 할 수가 없지. 운동 방법은 아래와 같아.

질과 회음부(외음부와 항문 사이)를 들어 올리면서 근육을 수축한 다음, 10초 동안 근육을 위로 올린 상태 그대로 있어. 그런 다음 근육을 천천히 푸는 거야(몸의 안쪽을 들어 올리는 거야. 몸의 바깥쪽은 움직이지 않아야 해). 이렇게 말고 빠르게 수축하는 것을 10번 해도 돼.
이 운동을 3번씩 연속으로 하루에 여러 번 반복해 봐. 처음에는 누워서 하고, 다음에는 앉아서 하고, 그다음에는 서서 해. 몇 달 동안 하면 네 근육이 더 강해질 거야.

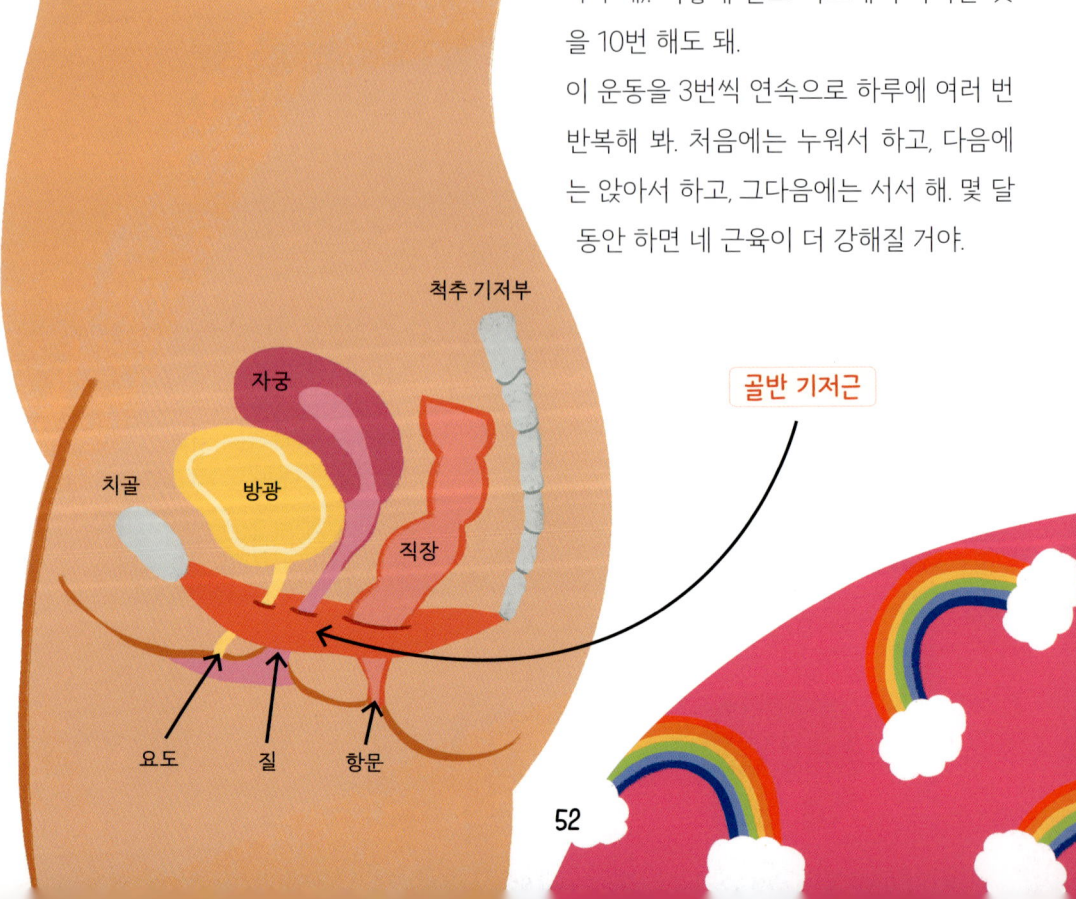

자궁 경부암 예방하기

자궁 경부에 인유두종바이러스(HPV)가 있다면 특정한 암을 일으킬 수 있어. 이것을 예방하려면 성생활을 하기 전에 백신을 맞으면 돼. 여러 나라에서는 학교에서 백신을 맞을 수 있게 해 두었어. 물론 성생활을 시작한 다음에도 때마다 도말 검사를 해서 자궁 경부를 확인하면 건강하게 관리할 수 있지.

도말 검사는 이렇게 해. 의사나 간호사가 질 안에 긴 솔을 넣어서 자궁 경부의 세포를 얻어 내. 실험실에서 그 세포를 검사해서 인유두종바이러스가 있는지 확인하고 암을 일으킬 수 있는 변화를 찾아내는 거야.

자궁 경부 도말 검사 솔
자궁 경부암을 검사할 세포를 얻어 낼 때 쓰는 솔이야.

자기 몸을 잘 보고 느끼기

어느 누구도 너보다 네 몸을 더 잘 알지는 못해. 몸을 편안하게 보고 느끼며 평소 자신이 어떤지 잘 알면, 좋은 일이든 나쁜 일이든 네 몸이 변화할 때 쉽게 알아차릴 수 있을 거야. 무엇이 네 몸에 좋은지, 또 좋을 것 같은지 생각해 봐. 어떤 제품과 매일의 습관이 너에게 잘 맞는지도 떠올려 봐.

네 몸의 모든 주기가 잘 돌아가게 하는 건 바로 잠을 깊이 잘 자는 거야! 수면 습관이 바뀌었다면 되돌릴 수 있도록 반드시 휴식 시간을 갖도록 해.

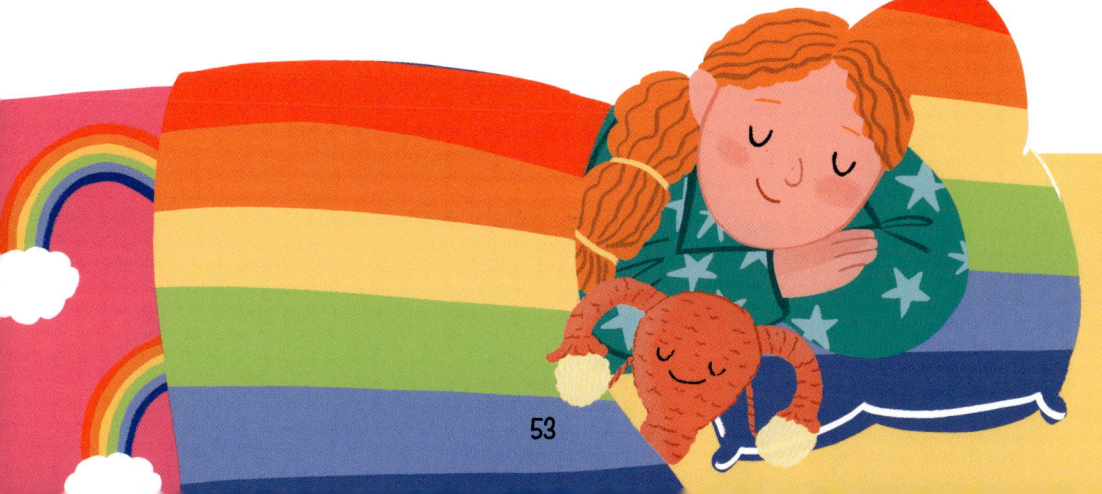

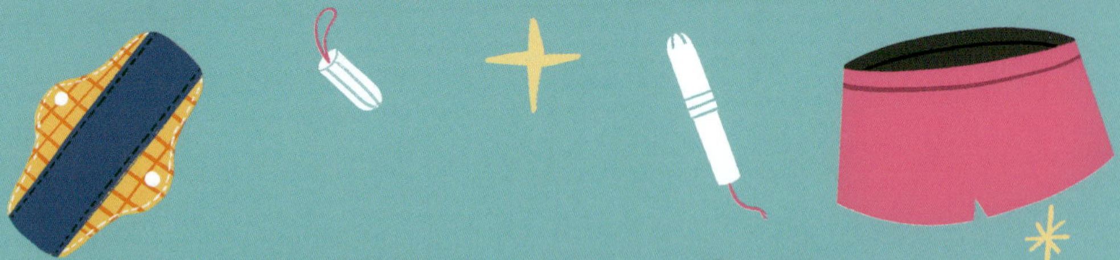

다양한 생리용품

생리용품은 종류가 정말로 다양해. 어린이와 청소년들은 가장 처음에 써 본 생리용품을 계속 이어서 쓰는 경우가 많은데, 사실은 골라 쓸 수 있는 선택의 폭이 매우 넓어. 심지어 직접 만들어 쓸 수도 있지!

생리용품은 질 안에 착용하는 '체내형'과 몸 밖으로 착용하는 '체외형'이 있어. 또 한 번 사용하는 '일회용'과 여러 번 사용하는 '다회용'으로 나누어지지.

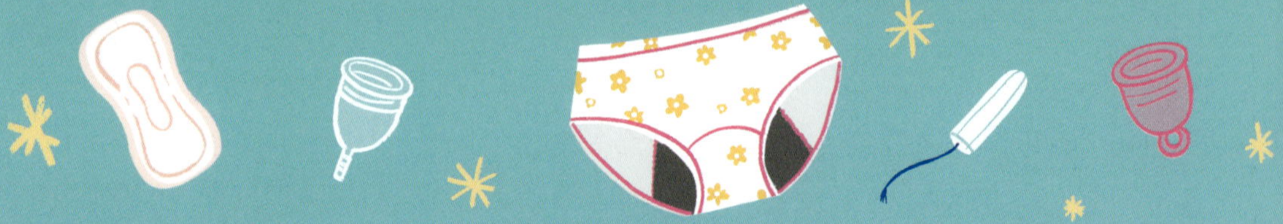

나의 이야기

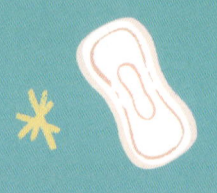  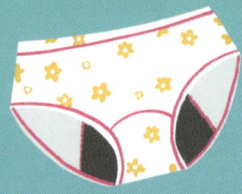 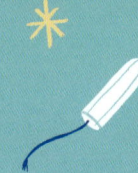 

내가 어렸을 때, 다회용 생리용품에 대해 알려 준 사람이 아무도 없었어. 나중에야 다회용이 있다는 걸 알게 되어서 써 보려니까 그동안 써 볼 기회가 없었다는 게 너무 약올랐어! 그렇지만 나는 짜증을 내는 대신, 생리용품 맘보라는 춤을 만들기로 했어. 사람들에게 이렇게나 많은 생리용품이 있다는 걸 재미있게 알리고 싶었거든. 지금은 생리용품 종류가 더 다양해지고, 품질도 더 좋아지고 있어. 기뻐할 만한 일이지!

생리 팬티

'생리 팬티'는 생리혈을 흡수시키기 위해 천을 여러 겹 덧대어 만든 특별한 속옷이야. 체외형이고 다회용이지. 일반 속옷처럼 보이지만 다리 사이 부분인 가운데가 두꺼워. 맨 위층은 흡수력이 매우 좋아서 중간층까지 피를 통과시키지. 반면 아래층은 촘촘해서 피가 새어나가지 못해.

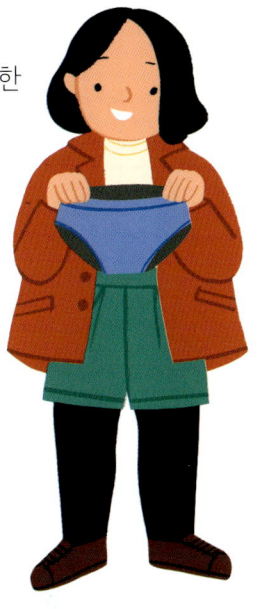

생리 팬티는 착용하기가 아주 쉬워. 두꺼운 생리 팬티는 최대 8시간 동안 입을 수 있지. 하루 종일 학교에 있을 때나 밤에 입으면 좋아. 얇은 생리 팬티는 양이 적은 날이나 다른 생리용품을 쓸 때 같이 사용하면 좋지. 생리 팬티는 인터넷이나 마트 등에서 살 수 있어. 대부분은 다른 옷과 함께 세탁할 수 있지만 건조기는 사용하면 안 돼. 라벨에 표시된 세탁 방법을 확인해서 알맞게 세탁해.

생리 팬티는 편안하고 착용하기 쉽다는 게 큰 장점이야. 하지만 깨끗한 생리 팬티를 여벌로 하나 더 들고 다녀야 해서 조금 거추장스러워. 외출 중에 갈아입은 생리 팬티는 방수팩에 넣어서 가져와야 한다는 단점도 있어. 생리 팬티는 일반 속옷이나 일회용 제품보다 조금 비싸지만 몇 년이나 사용할 수 있어서 길게 보면 더 저렴해. 쓰레기도 덜 생기지!

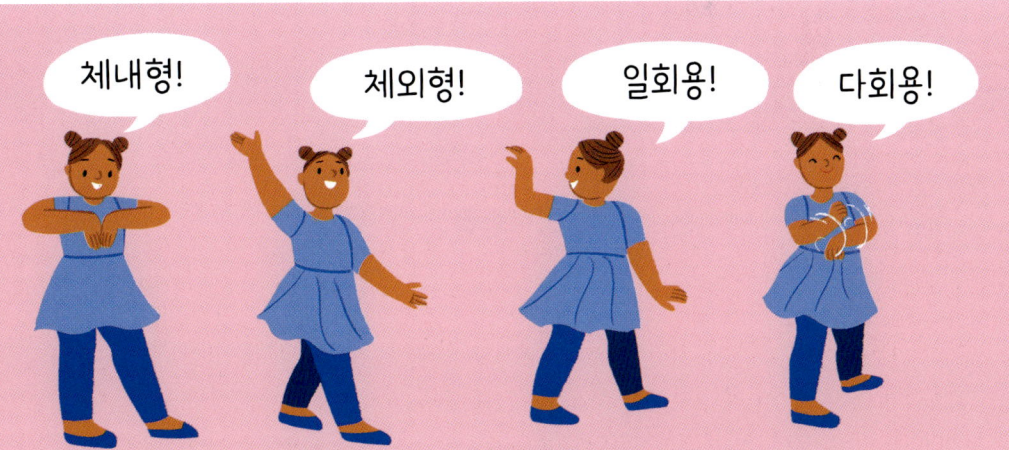

네가 가장 좋아하는 음악에 맞춰 생리용품 맘보 춤을 춰 봐!

첼라 퀸트 작가가 만든 춤으로, 구글에 'Menstrual Product Mambo'를 검색하면 영상을 볼 수 있어요.

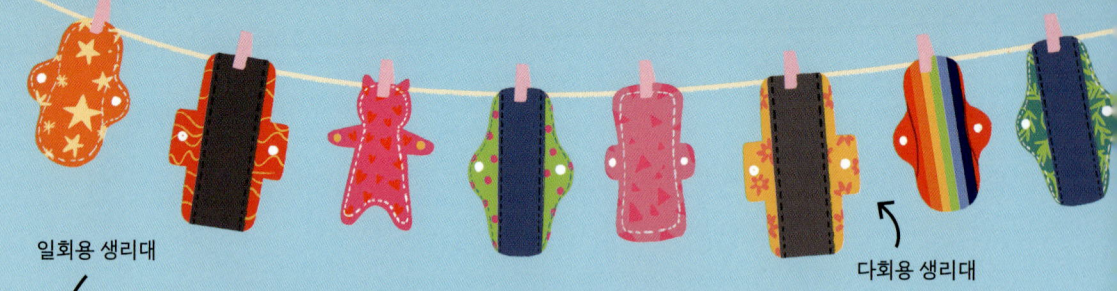

일회용 생리대

다회용 생리대

생리대

생리대도 체외형 생리용품이야. 일회용 생리대와 다회용 생리대가 있지. 둘 다 팬티 가운데에 붙여서 생리혈을 흡수하도록 되어 있어.

일회용과 다회용 생리대 모두 생리 팬티처럼 여러 겹의 층이 있어. 사이즈와 두께가 다양해서 체형과 양은 물론, 속옷 스타일에도 맞출 수 있지. '라이너'라고 하는 얇은 생리대는 팬티의 음순이 닿는 부분에 붙여서 사용해. '오버나이트'라고 하는 두꺼운 생리대는 뒷부분이 넓어서 누워 있을 때 뒤로 흐르는 피를 잘 흡수해.

일회용과 다회용 생리대는 어떻게 다를까? 일회용 생리대는 환경에 좋지 않은 플라스틱이 포함된 물질로 만드는 경우가 있어. 반면 다회용 생리대는 천으로 만들지. 일회용은 다회용보다 저렴하고 구하기 쉽지만 한 번 사용하면 버려야 해. 다회용은 몇 년이나 재사용할 수 있어서 처음에는 비싸더라도 나중에는 일회용보다 더 저렴한 셈이 돼. 인터넷에서 패턴을 찾아서 너만의 생리대를 직접 만들 수도 있지!
생리대 하나하나를 이루는 재료는 어떤 사람에게는 편하지만 어떤 사람에게는 불편할 수 있어. 제품을 여러 가지로 사용해 보고, 네 몸에 잘 맞는 걸 선택해야 해.

물에서는 쓰기 어려운 체외형 생리용품

생리 팬티와 생리대는 체외형 생리용품이야. 그래서 수영할 때는 쓰기가 곤란해. 물에 젖으면 생리혈을 흡수하지 못하거든! 이때는 체내형 생리용품을 쓰면 편하니까 사용 방법을 미리 알아 두면 도움이 될 거야. 평소에는 체외형을 쓰더라도 말이야. 덧붙여 말하면 생리할 때 수영을 하는 건 아주 좋아. 생리통을 줄일 수 있거든.

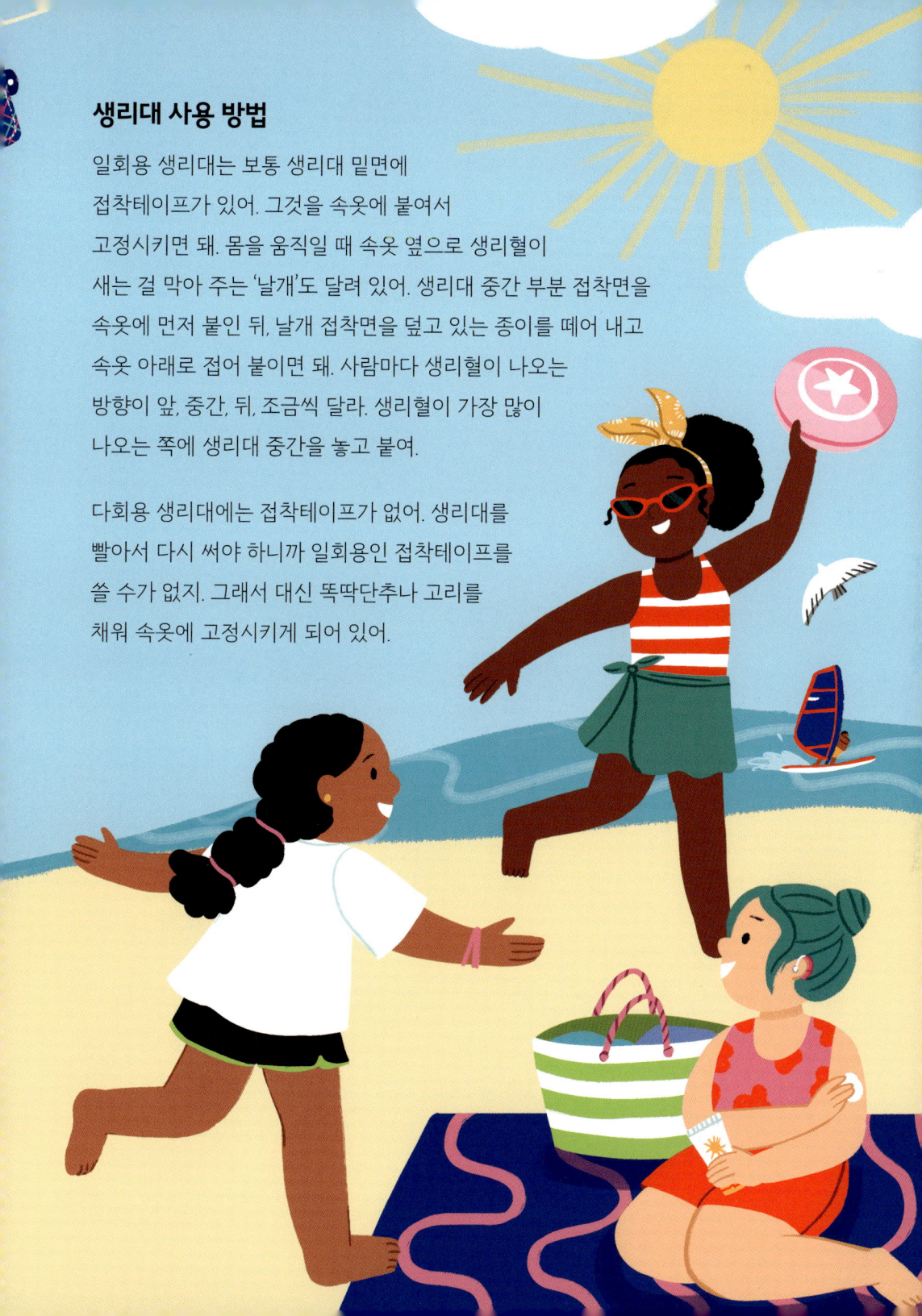

생리대 사용 방법

일회용 생리대는 보통 생리대 밑면에 접착테이프가 있어. 그것을 속옷에 붙여서 고정시키면 돼. 몸을 움직일 때 속옷 옆으로 생리혈이 새는 걸 막아 주는 '날개'도 달려 있어. 생리대 중간 부분 접착면을 속옷에 먼저 붙인 뒤, 날개 접착면을 덮고 있는 종이를 떼어 내고 속옷 아래로 접어 붙이면 돼. 사람마다 생리혈이 나오는 방향이 앞, 중간, 뒤, 조금씩 달라. 생리혈이 가장 많이 나오는 쪽에 생리대 중간을 놓고 붙여.

다회용 생리대에는 접착테이프가 없어. 생리대를 빨아서 다시 써야 하니까 일회용인 접착테이프를 쓸 수가 없지. 그래서 대신 똑딱단추나 고리를 채워 속옷에 고정시키게 되어 있어.

체내형 생리용품 두 가지

체내형 생리용품에는 생리혈을 모으는 제품과 생리혈을 흡수하는 제품 두 가지 종류가 있어. 둘 다 생리혈이 몸 밖으로 나오기 전에 몸속에서 모으거나 흡수시키기 때문에 수영하는 것처럼 물속에서 활동할 때 좋아.

생리컵

생리컵은 생리혈을 모으는 제품으로, 여러 번 사용할 수 있어. 생리컵을 질 안에 넣으면 약한 흡착기처럼 근육과 함께 자연스럽게 밀봉 상태가 돼. 생리컵 밑면에 달린 작은 대나 고리는 생리컵을 다시 꺼낼 때 사용해. 생리하는 동안, 때마다 생리컵을 비워 줘야 해. 하루에 여러 번 비울 수도 있고, 양이 적은 날은 6시간에서 8시간 동안은 비우지 않아도 돼.

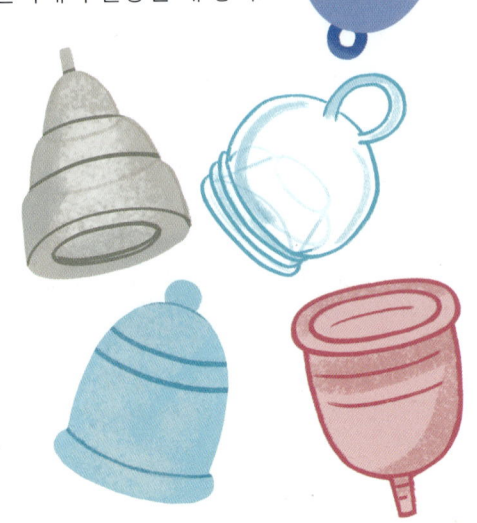

생리컵 사용 방법

깨끗한 손으로 생리컵을 집거나 위 끝을 접어서 입구를 좁게 만들어. 그리고 질 안으로 밀어 넣어. 질 안에서 부드럽게 놓으면서 생리컵 입구가 벌어지도록 약간 흔든 다음 편안한지 확인하면 돼.

생리컵을 꺼낼 때는 변기에 앉거나 서서 생리컵의 대나 고리를 잡아. 한 손가락을 생리컵 옆면에 대고 조금 밀어서 붙어 있는 밀봉 상태부터 풀어야 해. 그다음 근육을 풀거나 힘을 주어 아래로 밀어내서(똥 눌 때처럼) 생리컵을 부드럽게 꺼내고, 변기 위에서 기울여 내용물을 비우는 거야.

꺼낸 생리컵은 물에 헹구고 다시 질에 밀어 넣어 착용하고, 손을 씻으면 돼. 복잡하게 들리겠지만 몇 번 해 보면 쉬워질 거야!

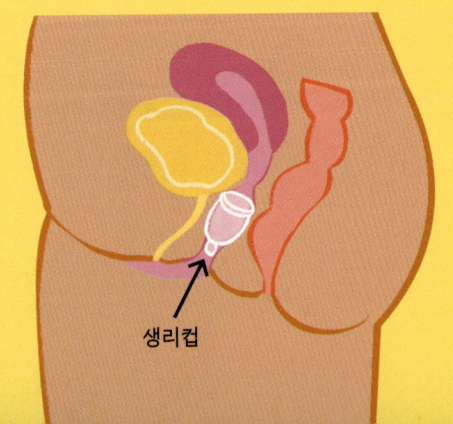

생리컵

생리컵을 고르고 관리하는 법

생리컵은 종류가 많아. 사용하는 사람마다 나이와 골반 기저근의 힘이 다 다르기 때문이지. 생리컵을 한 가지 이상 사용해 보고 너에게 가장 맞는 걸 찾도록 해.

종류는 달라도 반드시 의료용 실리콘으로 만들어진 것을 써야 해. 그래야 감염이 될 위험이 적어. 생리컵 색상이 밝은 경우, 생리컵에 사용된 염료가 몸속에서도 안전한지 확인해 봐.

생리컵을 비울 때 화장실 세면대가 불편해서 잘 헹구지 못하는 경우가 있는데, 매일 밤에는 생리컵을 잘 세척해야 해.

또 생리가 다 끝나면 끓는 물에 생리컵을 삶아 살균하거나 물이나 비누로 깨끗이 씻어 줘. 그런 뒤, 잘 헹구고 자연적으로 말려서 공기가 통하는 상자에 보관하는 거야. 생리컵 사용 설명서를 항상 잘 보고 따르면 돼.

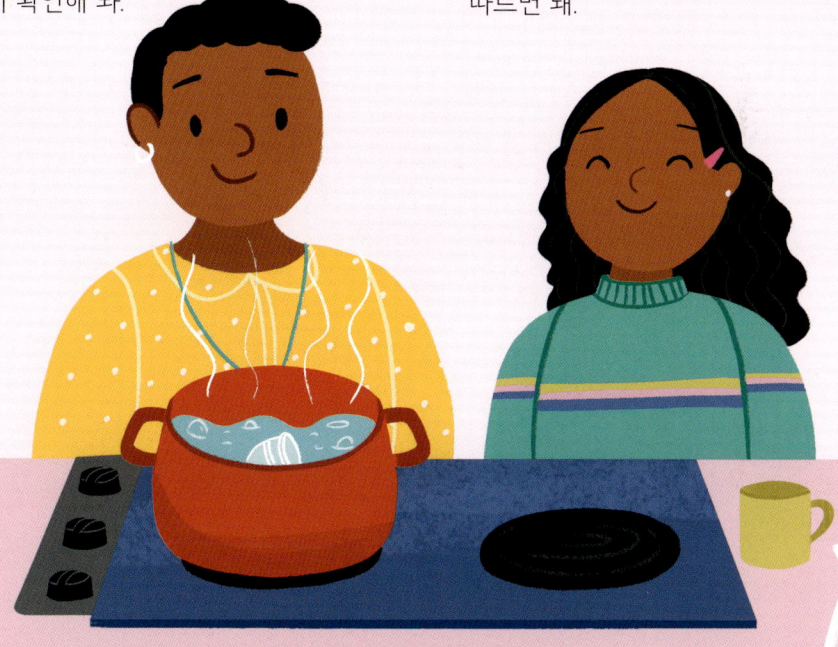

왜 생리컵을 쓰는 거야?

생리컵은 여러 번 사용할 수 있고, 생리를 앞두고 가지고 다니기도 편리해. 일회용 생리용품보다 더 비싸긴 해도 쓰레기가 생기지 않으니까 우리가 사는 지구 환경에 더 좋지. 수영을 하거나 바닷가에 물놀이 갈 때 쓰기도 좋아.

탐폰

탐폰도 질에 넣어서 쓰는 체내형 생리용품이야. 생리컵처럼 생리혈을 모으는 게 아니라 흡수하지. 어떤 탐폰에는 작은 튜브 모양의 애플리케이터(삽입 보조 기구)가 있어서 질 안으로 잘 밀어 넣을 수 있게 도와줘(마치 로켓을 쏘아 주는 추진체와 비슷해). 애플리케이터가 없는 탐폰은 손가락으로 직접 밀어 넣어야 해. 두 가지 모두 일회용 생리용품이야. 다 사용한 탐폰은 쓰레기통에 버리면 돼(변기에 넣으면 안 돼!).

어떤 탐폰을 고르면 좋을까?

탐폰은 디자인이 매우 다양해. 너에게 맞는 걸 고르려면 몇 가지를 써 보는 게 좋아. 애플리케이터가 없는 탐폰은 작아서 들고 다니기가 편해. 포장도 적어서 쓰레기가 덜 생기지. 물론 애플리케이터가 있는 탐폰을 더 좋아하는 사람들도 있어. 손가락이 길지 않은 사람이라면 탐폰을 착용하기가 힘들 수 있으니까 애플리케이터가 있는 제품이 쓰기 편할 거야.

탐폰 사용 방법

애플리케이터가 없는 탐폰은 이렇게 사용해. 깨끗한 손으로 포장을 열고 끈을 풀어. 끈 끝부분을 넓게 만들어서 손가락으로 집기 편하게 되어 있는 제품도 있어. 탐폰 끝을 질 입구에 놓고 최대한 위로 자궁 경부와 가깝게 밀어 넣어(아래 그림에서 탐폰이 들어가는 길을 볼 수 있어. 탐폰을 넣기 전에 먼저 손가락으로 찾아봐도 좋아). 탐폰이 제자리를 잡으면 다 된 거야. 손을 씻으면 돼.

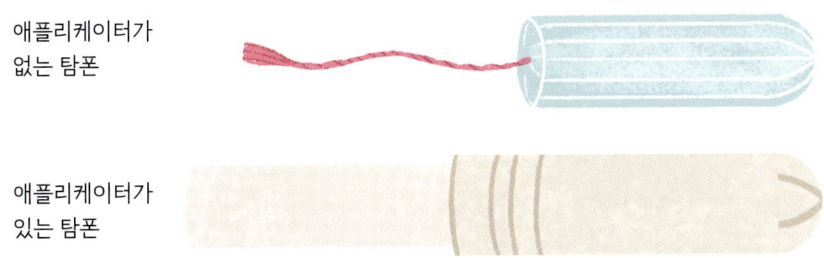

애플리케이터가 없는 탐폰

애플리케이터가 있는 탐폰

애플리케이터가 있는 탐폰은 두 개의 튜브가 있고, 주사기처럼 작동해. 탐폰 윗부분을 질 입구에 대고 튜브를 질 안으로 집어넣어. 천천히 원하는 곳에 애플리케이터가 자리 잡게 한 다음, 탐폰의 아랫부분을 위로 눌러서 두 부분이 완전히 겹치게 해. 그러면 애플리케이터 안에 있던 탐폰이 튜브 윗부분을 통해 질 위쪽으로 밀려 나가. 이제 애플리케이터는 질에서 꺼내어 버리면 돼.

두 가지 탐폰 모두 끈이 달려 있어. 탐폰을 질에 넣으면 외음부로 끈이 나와 있으니 그 끈을 당겨 탐폰을 빼면 돼. 끈 끝부분이 고리 모양으로 되어 있으면 잡기 더 편하지. 탐폰이 자궁 경부에 닿으면 끈을 살짝 아래로 당겨 내리고, 질 입구에 있으면 탐폰을 더 밀어 올려야 해. 아프거나 불편하면 탐폰을 빼내고 새 탐폰으로 다시 해 봐.

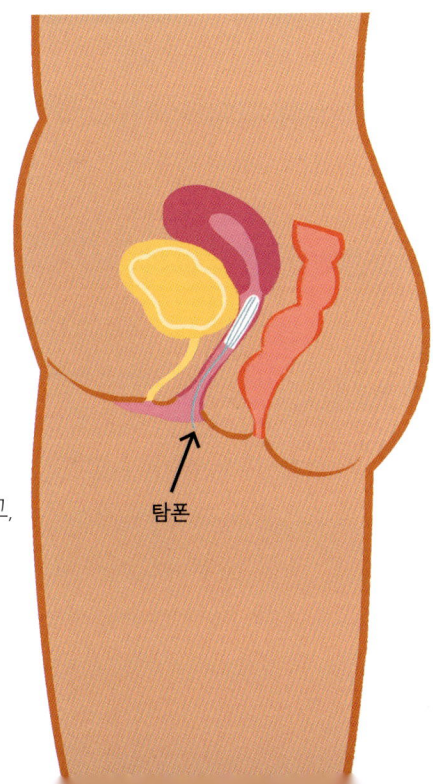

탐폰

탐폰은 언제 갈까?

탐폰은 4~6시간마다 갈아 주거나 충분히 축축해지면 갈아. 생리 양이 많으면 더 빨리 축축해지겠지. 탐폰이 흡수할 수 있는 양을 넘으면 생리혈이 끈을 타고 흘러서 바지에 묻을 수도 있어. 탐폰은 흡수하는 양에 따라 사이즈가 다양하니까 탐폰 포장지를 확인해 봐.
흡수 양이 다른 탐폰을 몇 가지 가지고 다니면서 생리 기간 단계마다 맞는 걸 사용하면 좋아. 흡수 양이 적은 탐폰만을 쓰겠다면 생리 양에 맞추어서 자주 갈아 주어도 돼.

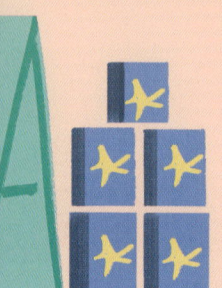
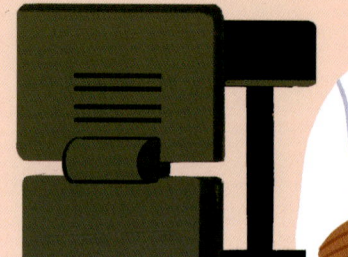

탐폰을 안전하게 쓰는 방법

탐폰은 작은 섬유로 이루어져 있어서 몸에 자극을 줄 수 있어. 드물지만 독성쇼크증후군(TSS)이라는 심각한 질환을 일으키기도 하지. 탐폰을 통해 질로 산소가 들어가서 박테리아가 성장하면, 이 박테리아에 맞서느라 우리 몸의 면역 체계가 과도하게 반응하는 거야. 증상은 독감과 비슷하지만 더 위험해질 수 있어. 물론 독성쇼크증후군이 생기는 일은 아주 드물어. 그러나 탐폰을 쓰는 동안 통증이 있고, 열이 나거나, 두드러기나 현기증이 나거나, 정신을 차릴 수 없는 착란 상태가 된다면 곧장 의사의 진찰을 받아야 해.

안전하게 사용할 수 있게 탐폰 포장지에는 독성쇼크증후군에 대한 설명이 적혀 있어. 이것을 예방하는 방법은 먼저 흡수 양이 너무 높은 탐폰은 사용하지 않는 거야. 또 탐폰을 정해진 시간에 잘 갈아 주고, 생리 마지막 날에는 탐폰을 꺼내는 걸 잊어선 안 돼.

생리컵도 독성쇼크증후군을 일으킨 사례가 있어. 물론 극히 드물지만 말이야. 생리컵을 안전하게 쓰려면 생리 주기 사이에 완전히 소독한 다음, 직사광선을 피해서 서늘하고 건조한 곳에 보관해야 해.

바다수세미(해면)를 천연 탐폰으로 쓰는 사람들도 있어. 하지만 바다수세미를 생리용품으로 사용해서는 안 돼. 바다수세미는 작은 생물과 식물을 먹고사는 산호초 유기체야. 그래서 잘 다듬고 씻은 뒤라도 이것들이 여전히 남아 있을 수 있고, 이 유기물이 감염을 일으키게 돼. 그래서 바다수세미도 독성쇼크증후군을 불러올 수 있는 위험이 있지.

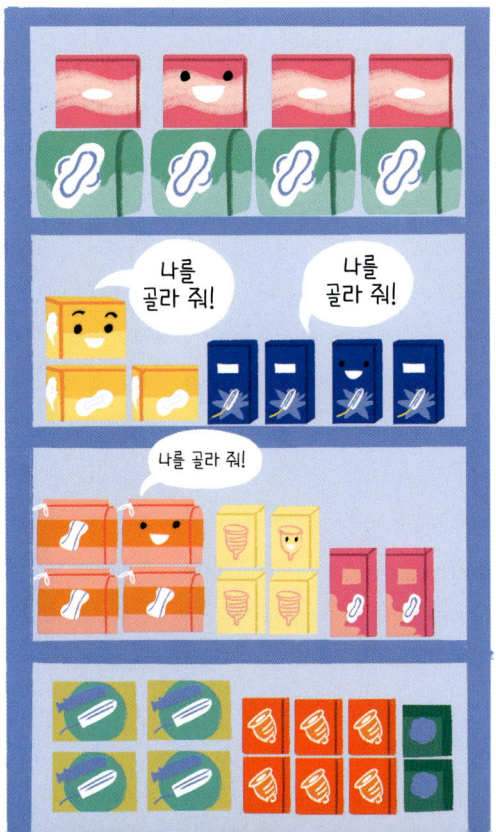

지구를 위한 생리용품 선택하기

생리용품은 우리 몸의 매우 민감한 부분에 사용하는 거야. 그래서 사람들은 생리용품을 무엇으로 만드는지 정확히 알고 싶어 해. 독성쇼크증후군이나 플라스틱을 만드는 데 사용하는 화학 물질에 대한 걱정 때문에 사람들은 생리용품이 어떻게 만들어지는지 더 신경 쓰기 시작했어. 뿐만 아니라 일회용품과 과대 포장을 피하고 쓰레기를 줄이고 싶어 해. 이런 사람들의 태도 변화 덕분에 생리용품을 선택할 수 있는 폭이 훨씬 넓어졌어. 너도 곧 더 잘 알게 될 거야!

지속 가능한 생리용품

월경을 관리한다는 건 선택을 많이 한다는 것이기도 해. 어떤 제품이 편한지, 실용적인지, 얼마인지 등을 따져서 생리용품을 선택하니까. 지구 환경에 미치는 영향을 기준으로 선택하는 사람들도 많아. 모두 책임감 있게 지구의 지속 가능성을 생각해야 해. 네 선택이 주변 사람들에게 본보기가 될 수 있을 거야!
지속 가능한 선택을 하기가 당장은 어려울 수도 있어. 그럼 방법과 비용에 대해 도움을 구하고, 점차 바꿀 수 있게 계획을 세워 봐.

연구자들은 한 사람이 평생에 걸쳐 일회용 생리대와 탐폰을 평균적으로 약 11,000개나 사용한다고 해. 정말 어마어마하지! 이 제품(애플리케이터와 포장까지)들은 버려져서 결국 땅에 묻히게 돼. 만일 실수로 변기에 버렸다면 강과 바다, 해안선을 오염시키겠지.

대부분 생리용품과 포장지에는 한 번 쓰고 버리는 플라스틱이 포함되어 있어. 여러 나라에서 일회용 플라스틱 사용을 줄이기 위한 법을 만들었지만, 일회용 생리용품은 여기에 넣지 않았어. 앞으로 법이 바뀌겠지만 우리는 지금부터 환경을 지키는 선택을 해야 할 거야.

지속 가능성 체크 리스트

생리용품을 고를 때 다음을 확인해 봐.
- 무엇으로 만들었을까?
- 얼마나 먼 곳에서 만들었을까?
- 포장은 무엇으로 만들었을까?
- 성분이 잘 표시되어 있나?
- 재사용 가능한 제품이면, 원산지는 어디일까?
- 가까운 동네에서 구입할 수 있을까?
- 이 제품을 만든 회사는 노동자에게 공정한 급여를 주는 것처럼 윤리 정책을 잘 지킬까?
- 대기업이라면 환경과 인권을 보호하는 정책이 있을까? 있다면 무엇일까?

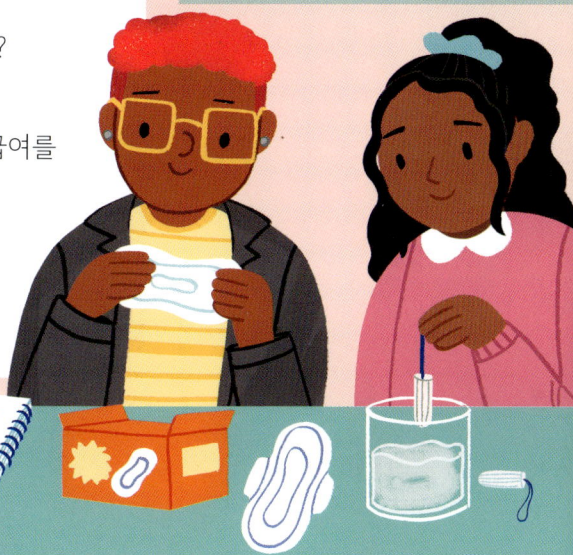

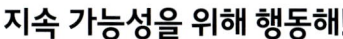

지속 가능성을 위해 행동해!

지속 가능성은 꼭 생리용품을 사는 일에만 속하는 건 아니야. 생리용품을 변기에 버리지 않게 화장실 표지판을 눈에 띄게 디자인하는 건 어때? 천 생리대 디자인을 찾아 직접 바느질해서 만들어도 좋아(좋아하지만 낡아서 못 입는 옷을 재사용해서 만들면 더 친환경적이지)! 여러 생리 주기에 걸쳐 다양한 제품을 사용하고 비교 일지를 쓸 수도 있어. 비용이 얼마였는지, 제품 교체 횟수가 어땠는지, 한 번 쓰고 버린 제품과 플라스틱 포장의 양은 얼마였는지 계산해 봐. 결과를 친구에게 보여 주고, 의견과 정보도 서로 나누어.

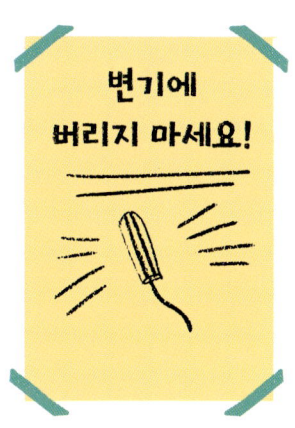

얼룩과 냄새가 걱정돼

속옷에 얼룩이 묻은 게 보이면 이제 생리가 시작되었다는 걸 알게 돼. 가끔은 생리혈이 새어 나와 옷이나 앉아 있던 의자에 묻을 때까지 알아차리지 못하는 때도 있지.

피 얼룩 없애기

천에 피가 묻으면 얼룩이 남기도 하지만 조금만 신경 쓰면 쉽게 지울 수 있어. 세제를 풀고 가능한 한 빨리 애벌빨래를 해서 찬물에 담가 둬. 그런 다음, 옷이나 이불, 수건을 빠는 것처럼 똑같이 비벼서 빨면 돼.

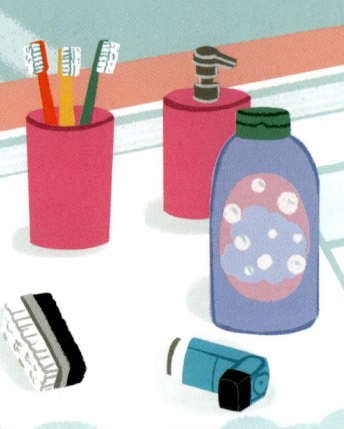

얼룩 제거제를 쓰면 원래 천의 색깔까지 빠질 수 있어. 그러니 세탁 세제나 주방 세제, 또는 비누를 조금 사용해서 빠는 게 좋아. 만약 너희 집에서는 가족 중 한 사람이 빨래를 도맡아 하고 있다면, 속옷을 잠시 물에 담가 두었다가 네가 빨겠다고 말해 두거나 빨래를 같이 하겠다고 해. 아니면 속옷의 얼룩을 빨아 줄 수 있는지 솔직하게 물어봐.

나의 이야기

예전에 나는 생리가 끝날 때까지 속옷에 묻은 생리 얼룩을 그냥 내버려 뒀어. 창피했거든. 엄마가 알게 되어서야 얼룩을 열심히 문질러 빨았고, 왜 그랬는지 설명했지! 이렇게 얼룩을 창피해하는 사람들을 위해 난 예술 프로젝트를 만들었어. 얼룩을 유머스런 패션 액세서리로 바꾸고 '생리 얼룩(STAINS™)'이라고 이름 붙였지. 생리 얼룩의 이미지를 리브랜딩(이미지를 원래와 다르게 새롭게 하는 것)해서 유행을 만들고 싶었거든. 그러자 기분이 훨씬 나아졌어. 다른 사람들도 그랬고!

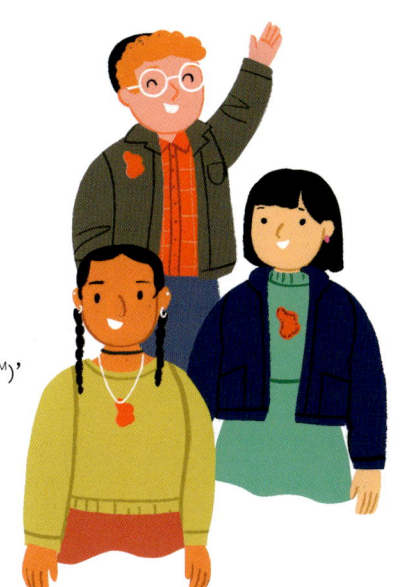

냄새가 나면 어떡해?

생리혈이 네 몸 안에 있을 때, 바지에 묻었을 때, 그리고 생리대에 흡수되어 몇 시간 있는 동안에도 실제로 냄새가 나진 않아. 친구들이 놀리느라 "너 생리 냄새나."라고 해도 진짜 냄새가 나는 건 매우 드문 일이지. 아이들이 냄새를 맡을 수 있다고 걱정하지 마(향기 나는 생리용품은 필요 없어. 오히려 외음부를 자극하는 성분이 들어 있어서 좋지 않아).
하지만 생리혈을 오랫동안 그냥 두면 냄새가 심하게 날 거야. 이건 확실해. 사용한 일회용 생리용품은 뚜껑이 있는 쓰레기통에 버리고 2~3일 안에 비우도록 해.

얼룩이 묻는 게 그렇게 창피한 걸까?

어떤 물건을 쓰든 얼룩은 생겨. 생리가 새는 걸 두고 사람들이 하는 말이나 광고, 포장지의 메시지에서는 생리가 보기 싫고 무섭다는 생각이 드러나. 그러나 사실은 그 생각들이 더 불편하지.

운동할 때에도 땀이 나면 땀 자국과 냄새가 날 수 있어. 그것은 우리 몸과 몸의 기능이고, 입고 있는 옷을 잘 살피면 될 뿐이야. 얼룩이 생기는 걸 그렇게까지 걱정할 건 아닌데, 걱정을 너무 많이 하고 있어. 그 이유는… 다음 장에서 알게 될 거야!

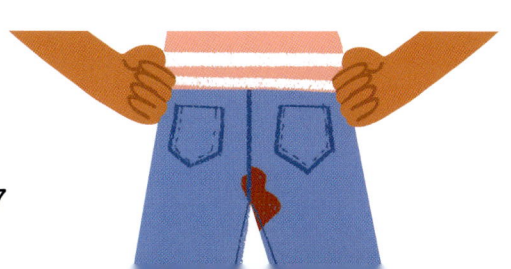

| 3장 |

생리 긍정하기

처음 생리를 공부하려 했을 때 들었던 이야기들은 부정적이었어. 어른들도 이 주제를 어색해하는 것 같았지. 그래서 생리를 말하는 게 조금 무서웠어. 이건 생리를 금기시하는 생각 때문이야. '금기'란 우리가 사는 공동체에서 하는 것, 보여 주는 것, 주변에 있는 것을 피하려는 것을 말해. 생리를 어떤 '낙인' 같은 것으로 여기는 것일 수도 있어. 그리 좋지 않다고 생각하거나 운이 없다고 여겨서 터놓고 말하지 않는 거야.

그때는 부정적인 느낌이 들 수밖에 없다고 생각했어. 하지만 생각할수록 그 느낌이 나한테서 시작된 게 아니라는 걸 깨달았어. 그 느낌에 붙들려 있을 필요가 없었지! 내 생각대로 생리를 이야기하면서 부정적인 느낌에 도전했어. 생리에 대한 느낌을 좋게 만드는 활동과 예술, 글쓰기 프로젝트를 많이 했고, 다른 사람들과도 나누기 시작했어.

내가 '생리 긍정'이라고 부르는 행동은 이런 것들이야. 생리 주기 알기, 생리를 말할 때 속삭이지 않고 당당히 말하기, 두려워하지 말고 질문하기, 생리가 새거나 얼룩이 생기는 걸 너무 걱정하지 않기. 생리 긍정 아이디어는 점점 더 널리 퍼지고 있어. 생리의 큰 얼룩처럼!

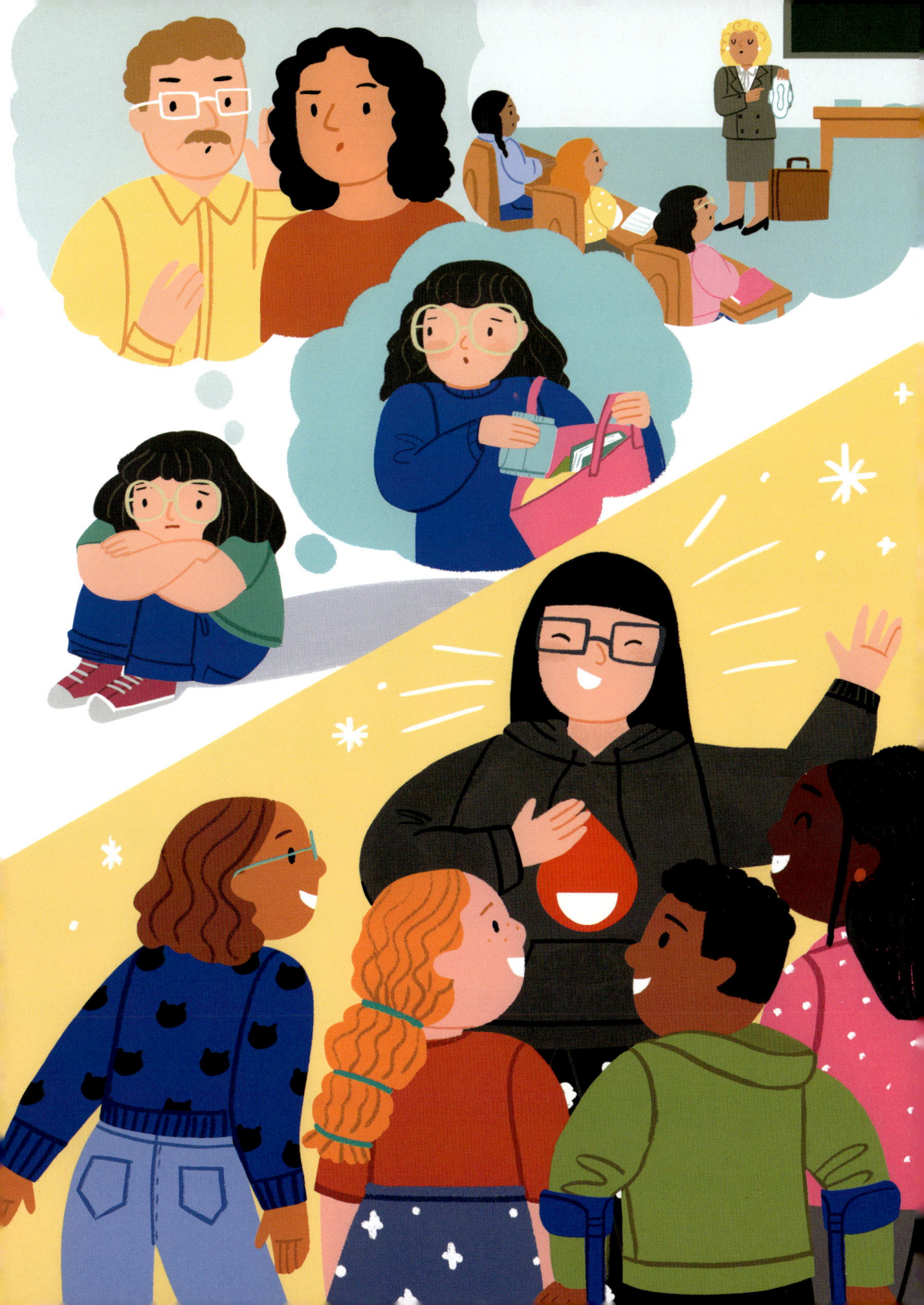

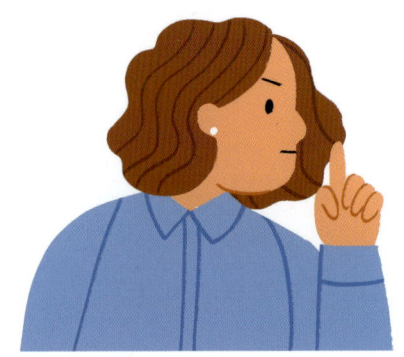 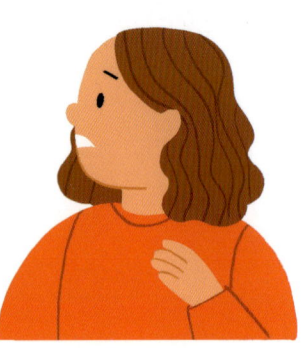

생리를 창피하게 여기는 일

'생리'라는 말은 여러 가지 감정을 떠오르게 해. 생리하는 사람이나 하지 않는 사람 모두 그렇지. 만일 네가 금기시되는 걸 말하고 행동하다 '들키면' 창피해질 거야. 네가 불편하고 곤란해할 수 있는 방법으로 사람들이 생리 이야기나 너를 피한다면 이런 창피함이 들 수 있겠지. 너 스스로는 창피하지 않더라도 말이야.

창피함은 스스로를 나쁘다고 여기는 감정이야. 부끄럽고 잘못된 일을 할 때 느껴지지. 예를 들면, 네가 누군가에게 상처를 주거나 불친절하게 대하고 나면 떳떳하지 못하고 부끄러워질 거야. 끔찍하지. 생리를 창피하게 여기면 자존감을 떨어지고 너 자신과 몸이 나쁘거나 잘못되었다고 스스로를 속이게 될 수 있어. 그건 옳지 않아!

나의 이야기

만 13살 때 일이야. 잠옷 파티를 하는데, 잠옷에 생리혈이 묻은 걸 몰랐지 뭐야. 다른 여자아이들이 그걸 보고 나를 놀렸어. 어떻게 그런 일이 일어났는 데도 몰랐냐고 말이야. 그때는 너무 창피해서 숨고 싶었어. 하지만 지금 나는 생리혈이 새는 걸 사람들이 지나치게 걱정하지 않도록 도와주고 있어. 생리혈을 그렇게 낙인찍은 사람들의 생각을 새롭게 해 주고 싶어.

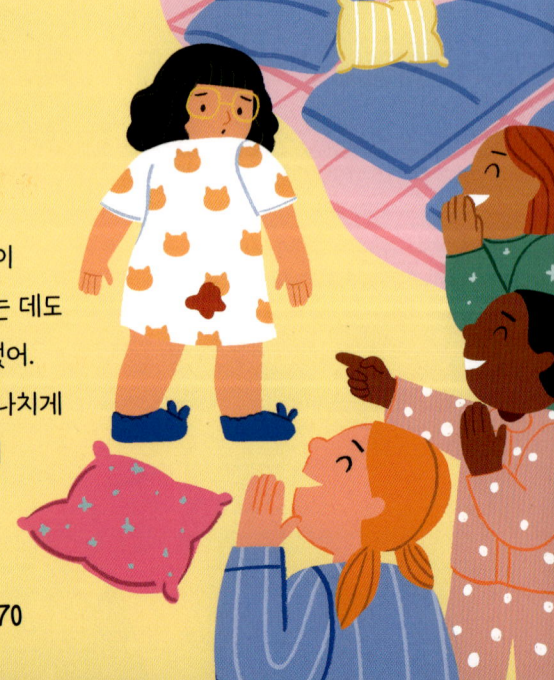

옛날에 생리는…

온 역사를 통틀어 전 세계 몇 군데 공동체에서는 생리를 좋게, 특별하게 여겼어. 다른 몇몇 문화권에서는 생리를 좋게 보다가 안 좋게 보다가 오락가락했지. 안타깝게도 대부분 공동체에서는 부정적인 믿음이 있었고, 지금도 많은 면에서 그래. 대놓고 말하지는 않지만(때로는 말로도 해!) 공동체의 그런 규칙 때문에 오랫동안 사람들은 생리가 오롯이 자기 것이라고는 잘 느끼지 못했어.

지금의 생리는!

이제 그런 규칙은 거의 사라졌지만 창피함은 여전히 강하게 남아 있어. 자연스러운 몸의 기능을 창피해해서는 안 돼. 하지만 주변 사람들의 태도가 여전히 그렇다면 창피함을 버리기가 어렵겠지. 그런 태도가 사라져야 생리하는 사람들이 생리를 덜 부끄럽게 여기고, 다른 것들에서도 힘을 가질 수 있어.

좋은 소식은 사람들의 태도가 바뀌기 시작했다는 거야. 전 세계 사람들이 월경이 건강한 신체가 작동하는 자연스러운 일이라는 데 동의하고 있어. 성별에 상관없이 여기에 문제가 있다고 느낀다면 공개적으로 이야기하고 도와야 해.
생리를 보는 태도는 긴 시간에 걸쳐 바뀌었고, 지금도 천천히 더 바뀌고 있어. 지금 당장 조금 더 나아질 수 있도록 속도를 내 보자. 생리에 대한 태도가 사람들에게 오랫동안 어떤 영향을 미쳤는지 살펴보는 거야.

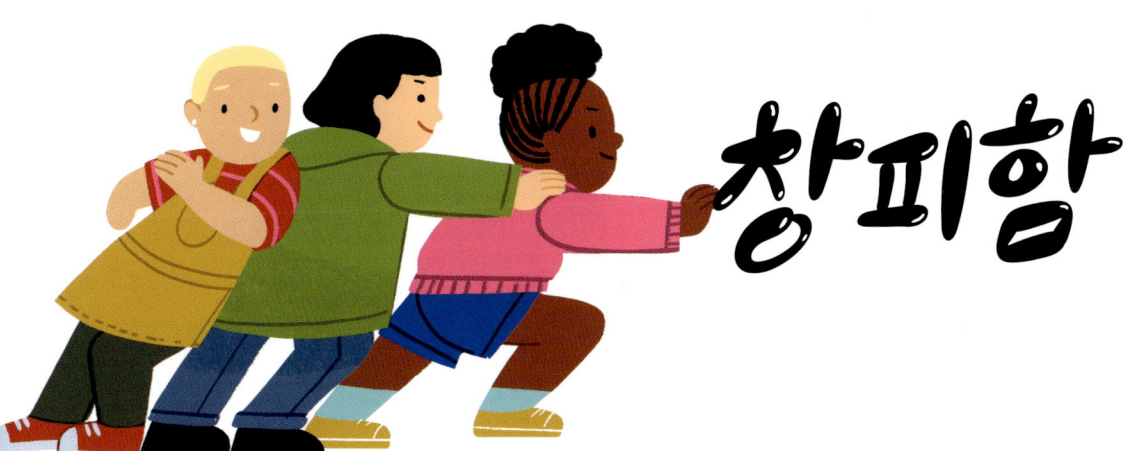

생리에 대한 근거 없는 말

금기는 낡은 생각에서 시작돼. 우리가 정확한 사실을 많이 배우면 배울수록 그런 생각에 잘 빠지지 않게 될 거야.
하지만 생리에 대한 부정적인 이야기를 주변에서 자주 듣는다면 그 말이 어디에서 시작되었는지, 정확한 사실인지 파악하기가 어려워. 때로는 잘못된 정보가 있기도 하지. 생리에 대해 어떤 이야기를 들었는데, 그 이야기가 정확하지 않은 것 같다면 너는 어떻게 하니? 생리에 대한 그런 믿음들은 무엇 때문에 그렇게 오래 이어져 온 걸까? 많은 면들이 더 좋게 변화하고 있는데도 말이야. 근거 없이 퍼진 생리 이야기들을 다음 글에서 자세히 살펴보자.

"생리는 밝힐 수 없는 미스테리야!"

글쎄, 이 책 앞부분 절반을 읽었다면 위 문장이 사실이 아니라는 걸 알 거야. 하지만 과거에는 그렇게 믿었어! 고대 그리스 의사들은 자궁이 몸 안에서 둥둥 떠다니면서 너를 아프게 하고, 정신 건강에도 영향을 준다고 믿었어. 영국의 빅토리아 시대까지도 여전히 그랬지(저런!). 고대 책을 읽은 몇몇 의사들이 계속 그렇게 믿고 있었으니까.

자궁은 열기구처럼 몸 안을 떠다니지 않아. 자궁은 골반 내부에 인대(뼈와 관절 사이의 조직)로 연결되어 있어. 자궁의 위치 때문에 우리가 아픈 것도 아니지.

이제 월경을 많이 알게 되었지만, 신화적인 이야기와 두려움 때문에 아직도 충분히 알지는 못하고 있어. 이제야 생리 건강을 더 연구하려고 돈을 지원하며 많이 노력하고 있지. 진작 그래야 했는데 좀 늦었어.

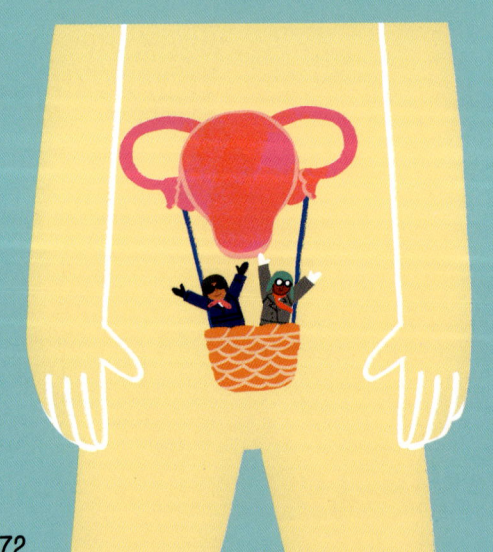

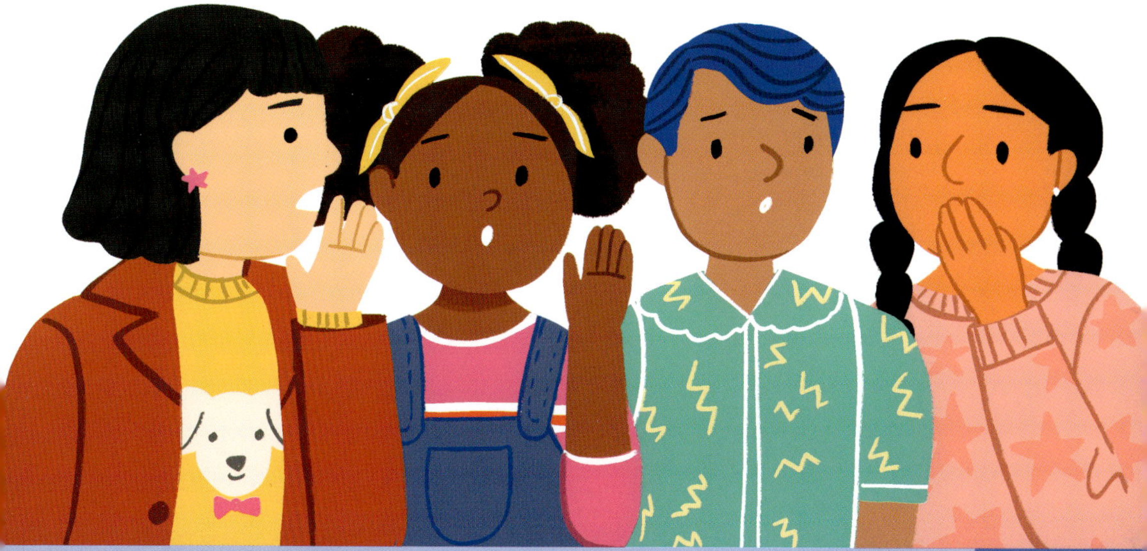

"생리 주기는 달의 주기와 같고, 함께 사는 사람의 생리 주기와도 같아!"

무언가를 설명할 수 없을 때 사람들은 이야기를 만들고, 거기에 설명을 담아 다른 사람들에게 전해. 달과 관련한 생리 이야기는 예부터 지금까지 많은 문화권에서 널리 퍼져 있어. 멋진 이야기이긴 하지만 달이 생리 주기에 영향을 준다는 과학적 증거는 없어. 몇몇 사람들의 생리 주기가 달의 주기와 같을 수는 있지만, 그건 그냥 우연이야.

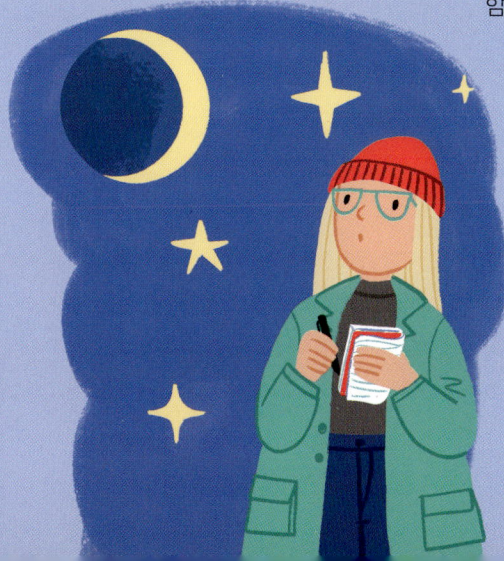

함께 사는 사람들이 항상 같은 날에 생리를 한다는 것도 사실이 아니야. 함께 사는 사람들을 대상으로 오랜 기간에 걸쳐 과학적 연구를 많이 해 보았지만 실제로 그렇다는 증거는 나오지 않았어. 친구나 가족이 비슷한 시기에 생리를 하는 건 우연의 일치이고, 그저 재미있게 이야기하기 좋은 일일 뿐이지.

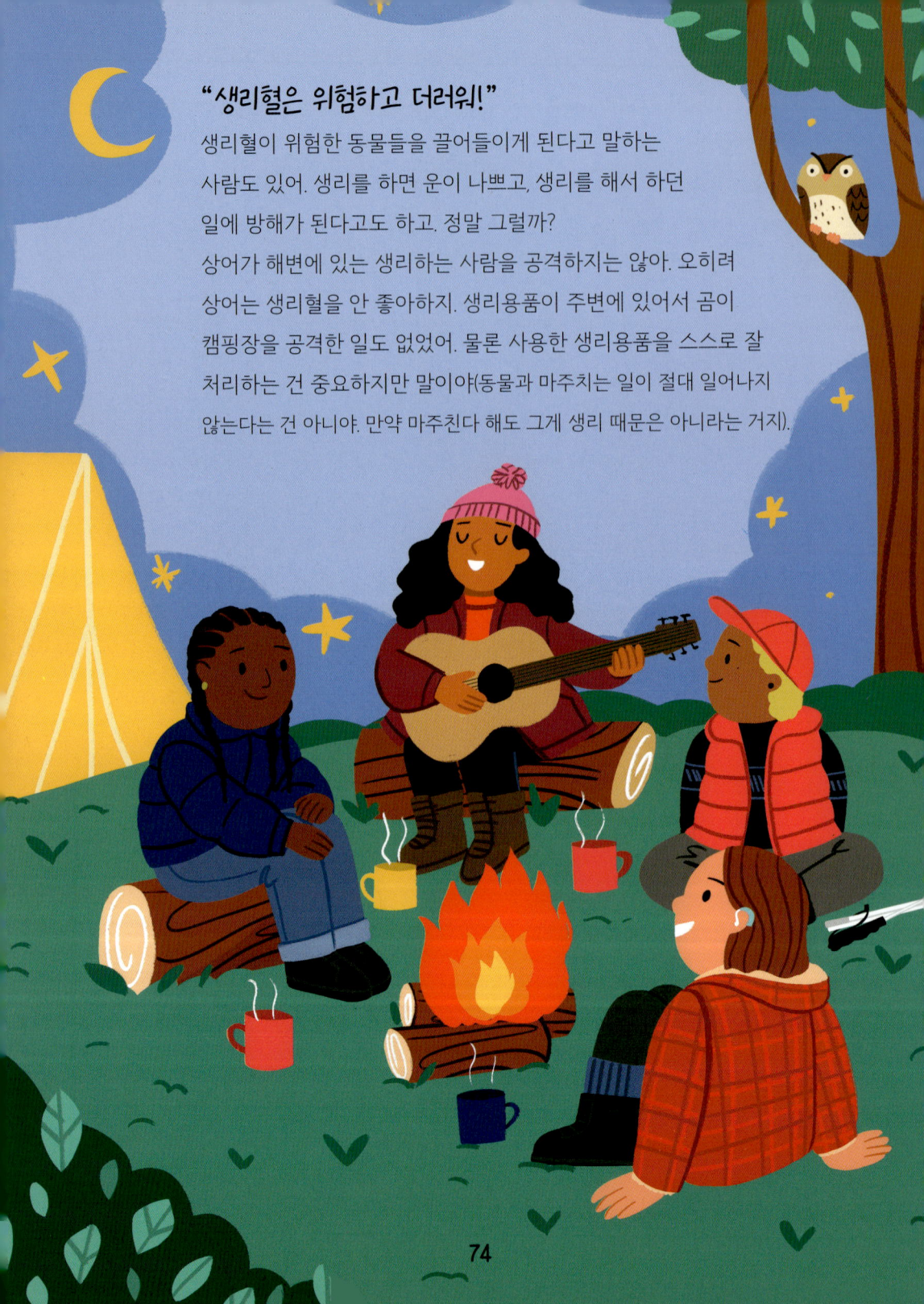

"생리혈은 위험하고 더러워!"

생리혈이 위험한 동물들을 끌어들이게 된다고 말하는 사람도 있어. 생리를 하면 운이 나쁘고, 생리를 해서 하던 일에 방해가 된다고도 하고. 정말 그럴까?

상어가 해변에 있는 생리하는 사람을 공격하지는 않아. 오히려 상어는 생리혈을 안 좋아하지. 생리용품이 주변에 있어서 곰이 캠핑장을 공격한 일도 없었어. 물론 사용한 생리용품을 스스로 잘 처리하는 건 중요하지만 말이야(동물과 마주치는 일이 절대 일어나지 않는다는 건 아니야. 만약 마주친다 해도 그게 생리 때문은 아니라는 거지).

몸에서 피가 나면 우리 뇌의 동물적인 부분이 본능을 자극해. 다쳤거나 위험에 빠졌다고 생각하게 만드는 거지. 그래서 고대 사람들은 생리를 심각한 질병의 신호나 나쁜 시기가 닥치는 경고로 여겼을 거라고 해.

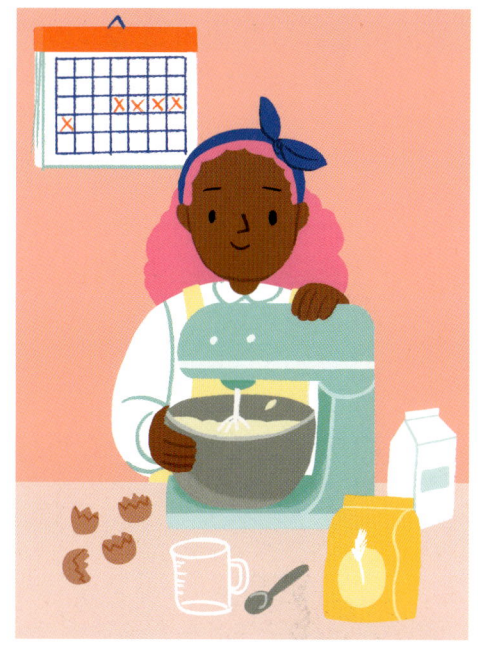

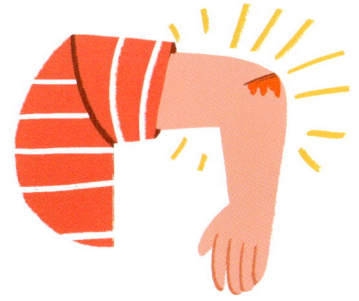

오히려 생리는 몸이 건강하다는 신호야. 끔찍한 일이 아니지. 몸이 할 수 있는 놀라운 일이라고! 옛사람들은 몸이 어떻게 작동하는지 잘 몰랐어. 깨끗함과 더러움, 선과 악, 옳고 그름을 해석하는 것도 지금과 달랐지.

많은 공동체에서는 생리하는 사람에게 요리, 농사, 수확과 같은 활동을 하지 못하게 했어. 생리혈이 너무 강해서 음식이 독이 되거나 상할 수 있다고 여겼거든. 이제 생리가 건강하다는 것을 알지만 오래된 신화를 잇는 부정적인 이야기가 아직도 메아리처럼 남아 있어.

생리 중에는 어떤 음식은 요리하지 말고, 샤워하지 말고, 찬물에서(다른 물에서도!) 수영하지 말고, 운동하지 말라고도 해. 심지어 몇몇 종교에서는 생리할 때 금지하는 종교 활동도 있어. 생리할 때는 성관계도 피했지.

그러나 의료, 종교, 성 건강에 있어서 생리에 대한 권장 사항은 바뀌고 있어. 생리는 사회생활을 하는 데 어떠한 장벽도 되지 않아.

물론 생리하는 게 네가 운동하는 데에 영향을 주고, 생리 양이 많거나 생리통이 있어서 너의 하루에 지장을 주기도 해. 그러나 생리한다고 해서 네가 무언가를 하는 것을 그 누구도 막을 순 없어.

"월경을 큰 소리로 말하면 안 돼."

월경에 대해서 이야기할 때, 생리라는 말을 대신해 다른 단어를 쓰고, 속삭이듯 작게 말해야 된다고 생각하는 사람들이 많은 것 같아. 부끄러운 주제를 이야기할 때 우리는 이처럼 완곡어법을 사용하곤 해. '완곡어법'이란 불편하고 민감한 표현을 대신해 사용하는 단어나 말을 뜻하지. 월경을 이야기할 때도 자주 완곡어법을 써.

어떤 사람들은 생리를 '달거리'나 '마법'이라고 해. 어떤 사람들은 '빨간 날'이라고 하면서 색깔로 말하고. 어떤 사람들은 '그날', '대자연' 같은 은어를 써. 모두 완곡어법으로 둘러 말하는 표현이야.
심지어 '생리'라는 말도 '생리 현상'의 줄임말로, '월경'을 돌려서 말하는 것이지.

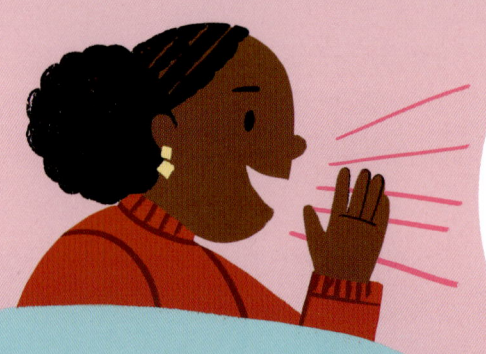

이름을 불러 주면 힘이 생긴다는 말은 많은 진실을 담고 있어. 월경을 가장 적절한 이름인 '월경'이라고 부르는 건 힘을 실어 주는 일이야! 터놓고 이야기하면 덜 두려워. 그리고 다른 사람들에게도 모범이 돼.

나의 이야기

우리 할머니가 10대였을 때 "친구가 있어서 수영을 못 해."라고 말하면 다른 애들이 모두 알아들었대! 처음 그 말을 듣고는 난 믿을 수가 없었지. 할머니가 그래도 생리를 친구라고 불렀다는 게 마음에 들었어. 친구라는 말 역시 월경이라고 부르지 않으려고 다른 사람들처럼 바꿔 말한 것이긴 해도 말이야.

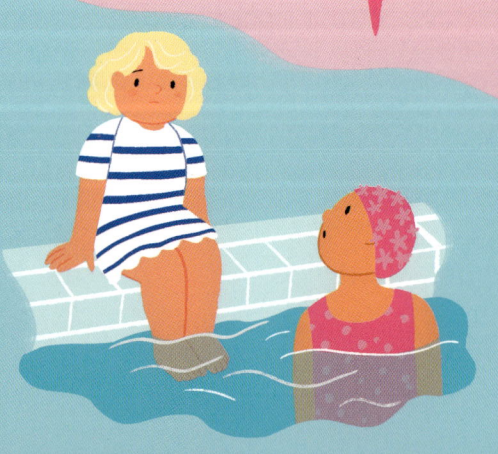

"생리하는 건 비밀로 해야 해."

생리 기간이어서 활동적인 일을 안 한 건데, 생리 때문에 그런 거라고 아무한테도 말할 수 없다고 상상해 봐. 어리석어 보이지만 한두 세대 전 사람들만 해도 많이 그랬어. 그리고 지금도 여전히 그런 경우가 있어.

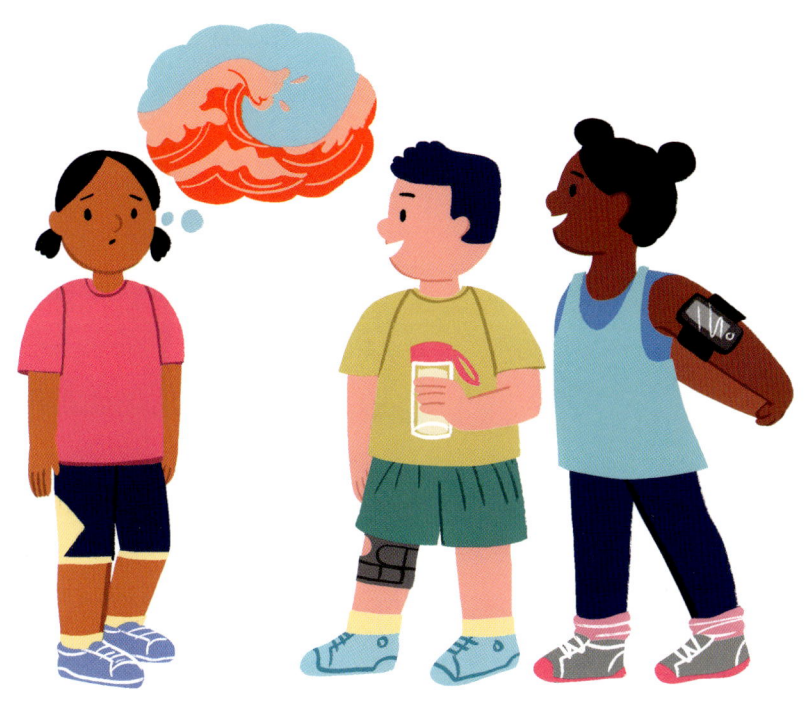

생리를 밖으로 말하면 안 된다고 느꼈기 때문에 아무도 생리를 보아서는 안 된다고도 믿었어. 그래서 생리용품과 생리혈을 숨겼지! 생리용품 광고에서도 빨간색 대신 파란색 액체를 보여 주는 경우가 많아.

그러나 생리혈은 감출 필요가 없고, 피가 샜다고 해서 부끄러워하지 않아도 된다는 걸 기억해. 어떤 생리용품을 쓰든 생리혈이 새는 일이 생기거든. 생리를 한다는 것, 생리 관리하는 방법, 그 모두를 숨길 필요가 없어.

광고에 나오는 생리 메시지

오래된 생각에서 전해 오는 메아리 같은 이야기가 아직도 얼마나 많이 남아 있는지 알면 놀랄 거야. 생리용품을 광고하는 방식에서도 찾아볼 수 있지. 100년 동안 이어져 온 광고(영국과 미국 기준)들은 오늘날에도 생리를 낙인과 금기로 여기게 하는 데 큰 영향을 끼쳤어.

이때 사람들은 생리혈을 옷에 묻히지 않으려고 천으로 생리대를 직접 만들고, 빨간색 속치마를 입었어. 생리혈이 묻지 않는 고무 앞치마와 헐렁한 바지를 홍보하는 전단지도 있었지.

제1차 세계 대전이 끝나자 붕대 회사들은 붕대를 돌돌 감은 이미지를 새롭게 하여 면 같은 식물 펄프로 일회용 생리용품을 제작했어. 처음에 몇몇 제품에서는 이끼가 나오기도 했어.

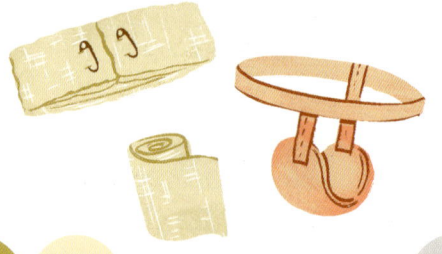

이제 광고는 생리가 새지 않을까 하는 '걱정'에 초점을 맞추었어. 물론 제품들이 해결하겠다고 한 새는 문제는 여전히 남아 있어. 이때부터 생리혈이 새지 않을까 하는 걱정이 널리 퍼지게 되었어. 새는 걱정으로부터 생리대가 우리를 '구할' 거라는 기대도 함께 퍼졌지.

1920년대 이전 **1920년대** **1930년대**

광고에서는 집에서 천으로 만든 생리용품보다 '위생에 신경 쓴' 냅킨이나 수건이 몸에 좋고 생리를 숨기기도 쉽다는 생각을 부추겼어. 생리가 더럽고 창피한 거라고 여기게도 했지.

생리용품은 사서 써야 가난하거나 구식처럼 보이지 않을 거라고 홍보했어. 사람들을 잘 설득하려고, 어떤 상표는 광고 속 말이 마치 의사와 간호사가 한 말인 것처럼 표현하기도 했어.

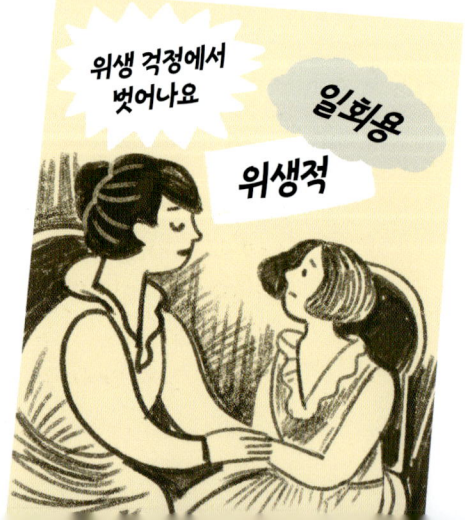

생리대를 들어 올리는 벨트가 달린 혁신적인 제품이 인기를 끌었어. 제2차 세계 대전이 있었기 때문에 광고에서 '방패'나 '보호' 같은 전쟁 용어도 사용했어. 삶과 죽음을 가르는 긴급한 군사 기밀처럼 생리를 말할 때도 속삭이듯 말하는 게 당연시되었어. 이런 말과 생각은 전쟁이 끝나서도 이어졌지.

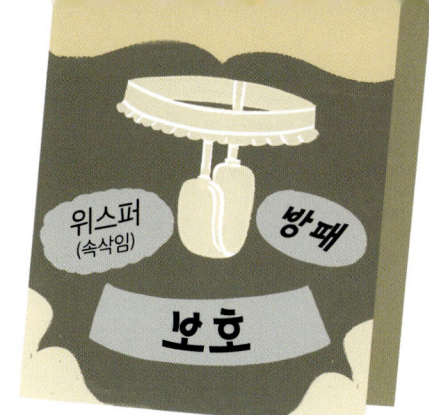

유행은 또 바뀌었지만, 광고 메시지는 여전히 위생, 비밀, 새는 것을 막는다는 데 중심을 두었어.
탐폰이 새로 나와서 수영할 때 쓰기 좋다고 홍보하는 광고가 많아졌어. 생리대와 탐폰 회사들은 학교에 판매 담당자들을 보내기 시작했어. 충성 고객을 만들려고 전단지와 무료 샘플을 나누어 주었지.

더 많은 광고가 10대에 초점을 맞추었어. 처음 써 본 상표의 제품을 평생 쓰기를 바랐거든. 10대가 좋아하는 잡지처럼 만화와 짧은 설명이 있는 광고를 만들었어.
광고 속 만화에 나오는 10대 등장인물들은 운동과 '산뜻함'을 가지고 이야기했어. 새로운 향이 나는 제품도 소개했지. 그래서 생리 냄새 걱정이 더 커져 갔어. 새로운 모양의 생리대와 뒤쪽이 접착면으로 된 생리대가 인기를 끌었어.

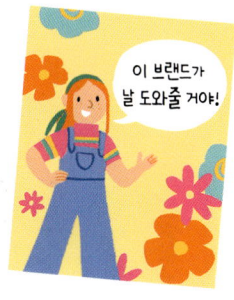

1940년대 **1950년대** **1960년대** **1970년대**

생리용품 회사들은 생리용품 상자를 멋진 비누나 귀여운 문구가 들어 있는 것처럼 보이게 만들었어. 생리대를 산다는 걸 다른 사람들이 알 수 없게 말이야. '깨끗함'을 지켜 준다는 '여성 청결제' 광고도 나왔어(생리할 때 냄새가 날 거라고 떠올리게 만들었지!).
파티 옷을 입은 사람과 생리대 이름을 함께 보여 주는 광고도 있었어. 생리가 옷에 묻지 않게 해 주고, 파티 옷의 실루엣도 망치지 않게 해 준다는 거였지.

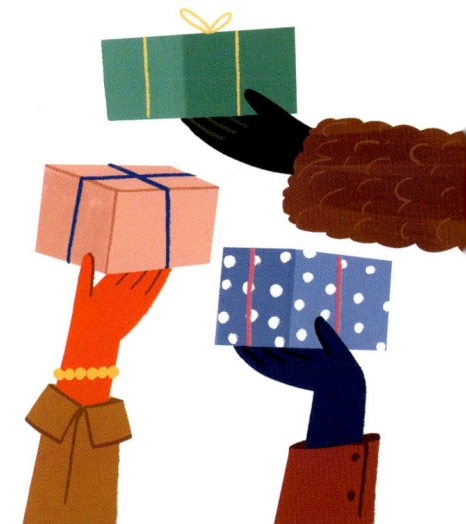

광고에서는 파란색 포장과 함께 파란색 액체를 자주 보여 주었어. 체조 선수들이 스포츠를 주제로 해서 여러 광고에 출연했어.

1985년 미국 TV 광고에서 '생리'라는 단어가 처음으로 사용되었어. 하지만 제품 이름과 포장에서는 여전히 안에 무엇이 들어 있는지 표시하지 못했어. 탐폰 중 몇몇 제품이 독성쇼크를 일으킬 수 있다고 밝혀져서 판매가 중단됐어.

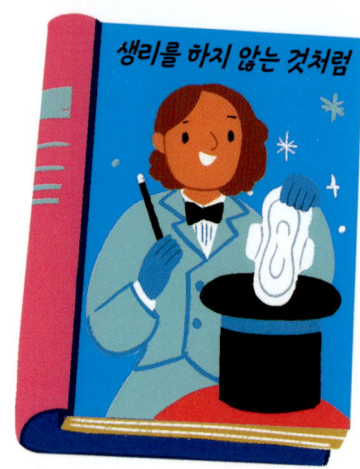

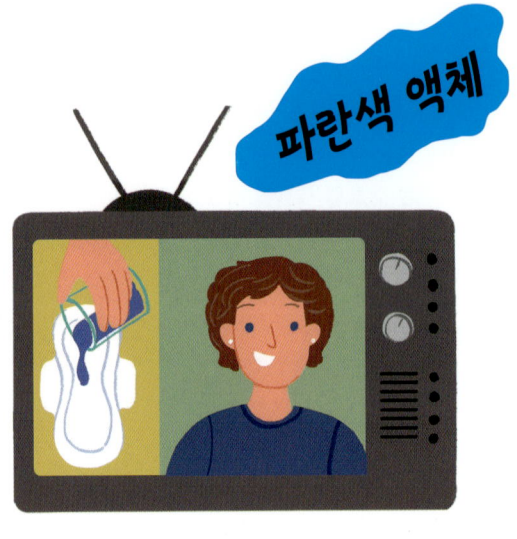

광고와 학교에서 나누어 주는 전단지는 변함없이 생리가 비밀스럽다는 메시지를 전했어. 생리 권리를 주장해야 한다는 구호도 나왔지만 사람들을 가르치려 드는 것 같았어. 다른 물건인 것처럼 포장한 탐폰을 보여 주기도 했어.

생리용품 회사에서는 바이럴 마케팅(바이러스처럼 입소문을 퍼뜨리는 것)을 했고, 웹사이트와 앱을 제작했어. 교육적으로 보였지만 보는 사람들을 그 회사 제품으로 안내하는 거였지. 여전히 파란색 액체를 많이 썼고, 마케팅과 제품 및 포장에 플라스틱과 분홍색을 사용했어. 다행히 이때부터 재사용 가능한 생리용품이 나왔어.

1980 년대 **1990 년대** **2000 년대**

10대 잡지에 실린 광고에서 생리가 불편한 것이라고 표현했어. 광고하는 제품이 생리가 새는 불편함에서 사람들을 '구할' 거라고 했지. '생리하는 사람들이 어떻게 느끼는지 안다'고 했지만, 생리와 생리용품이(특히 남성 앞에서!) 창피하다는 생각이 분명히 드러났어. 탐폰이 마치 다른 물건인 듯 숨기게 하는 광고도 있었어. 날개가 달린 얇은 생리대가 인기를 끌었어. 여러 학교에서는 생리용품 회사의 전단지와 무료 샘플을 가지고 여자아이들에게만 생리를 가르쳤어.

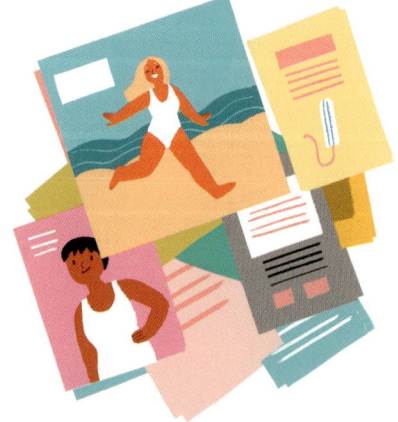

생리를 숨김없이 이야기하고, 생리 메시지에 대해서도 질문하게 되었어. 마침내 몇몇 회사의 광고가 바뀌었지. 사람들은 오래된 광고 메시지에 도전하고 '활동가'로 행동하며 스스로를 돌아보기 시작했어. 생리컵, 천 생리대, 생리 팬티가 널리 알려졌고, 재미있으면서도 금기를 깨는 광고 캠페인으로 이것들을 홍보했어. 다회용 생리용품 광고에서는 파란색 액체를 없앴어! 이어서 일회용 생리용품 회사 한 곳에서도 광고에 빨간색 액체를 사용하기 시작했어.

2010년대

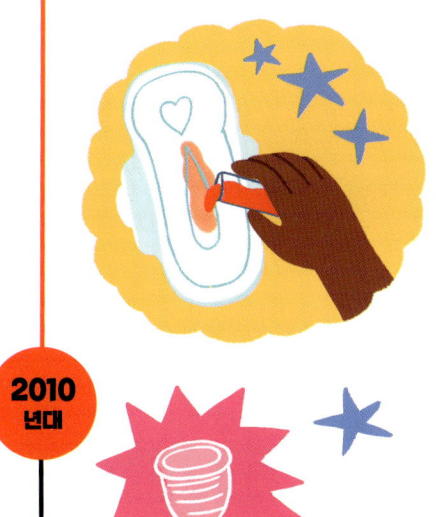

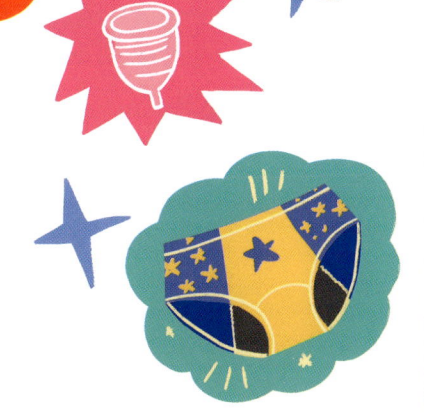

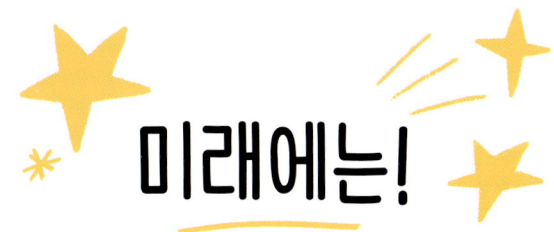

미래에는!

생리용품과 광고가 더욱 건강하고, 지속 가능하고, 윤리적이며, 금기도 줄여 갈 수 있게 하려면 행동하는 사람들의 결단이 필요해. 비록 (만약) 실망스러운 기분이 들더라도 생리에 대해 말하는 게 낫다는 걸 사람들은 깨닫기 시작했어. 그러나 여전히 많은 사람들은 생리를 걱정하고, 사회도 그걸 부추겨. 앞으로는 어떨까? 10년 동안 내가 이루고 싶은 바람이야.

■ 정부는 기업이 생리용품과 광고에 더 많은 책임을 지도록 법을 만들고, 특정 상표가 정부나 학교에 영향을 주지 못하게 해야 해.

■ 학교의 생리 교육을 개선해야 해. 미디어 리터러시(미디어를 주체적으로 해석하는 능력)와 지속 가능성을 가르칠 수 있게 비용을 들여서 교사와 직원들을 훈련시켜야 해.

■ 기업과 캠페인 하는 사람들은 생리용품과 생리에 대한 메시지가 유용하고, 폭넓고, 정확하도록 꾸준히 조사해서 업데이트해야 해.

■ 생리하는 사람과 하지 않는 사람 모두가 생리를 배우고 지식을 나눌 수 있어야 해!

생리 긍정 소비자 되기

조금 바뀌긴 했지만 오늘날까지 많은 생리용품 광고들은 오래된 고정 관념을 이어 가고 있어. 네가 본 광고에서도 생리용품을 숨기고, 다른 것처럼 포장하고, '속삭임', '비밀', '조심스러운' 같은 단어를 사용하고 있니? 그렇다면 창피해하는 마음을 건드려서 제품을 판매하고 있다는 거야. 광고에서 '위생적', '보호', '깨끗한' 같은 단어를 사용하거나, 생리혈을 '액체', '수분'으로만 말하는 것, 그리고 새는 것을 막아 준다고 하는 것도 모두 생리가 청결하지 못하고, 피가 무섭다는 걸 은근히 떠올리기 해.

창피함과 꺼리는 마음을 건드려서 소비자를 끌어오려는 건 옳지 않아. 네가 생리를 어떻게 느끼는지 너 말고는 아무도 알 수 없어! 똑똑한 소비자가 되고 싶니? 몇 가지 방법을 알려 줄게.

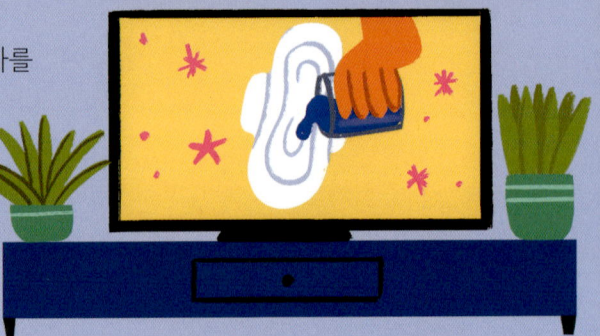

미디어 일기 쓰기

영화, TV, 광고, 표지판, 뉴스, 인터넷 등에 나오는 생리 메시지를 잘 살펴봐. 왜 뉴스에 생리가 나올까? 메시지가 긍정적이야? 부정적이야? 아니면 중립적이야? 어떤 이미지가 함께 나오니? 누구와 같이 보여 주고 있니? 기업가, 활동가, 연예인, 정치인, 의사, 교사, 학생, 부모, 연구자일 수도 있어. 이 모든 것을 가지고 미디어의 메시지를 읽을 수 있지.

광고와 포장 비교하기

동네 마트에서 여러 생리용품의 포장을 보고, 어느 것이 제품을 더 정직하게 설명하고 있는지 판단해 봐. 금기시하는 마음을 건드리는 문구에 주의해! 포장 안에 무엇이 들어 있는지, 어떻게 쓰는지, 무엇으로 만들어졌는지 등 필요한 정보가 모두 잘 적혀 있니?

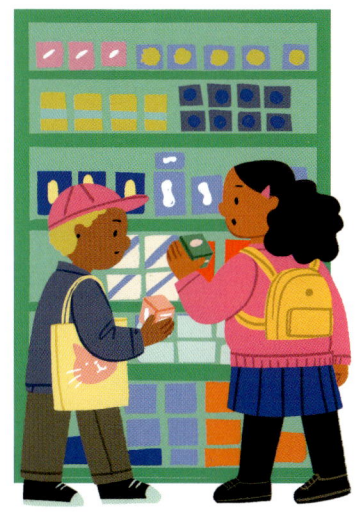

친구와 의견 나누기

친구나 가족에게 생리용품을 함께 봐 달라고 해 봐. 생리용품에 대한 의견을 나누고, 네가 옳다고 생각하는 것을 확인해 주는 다른 사람이 있다면 도움이 될 거야.

다회용 생리용품 후기 비교하기

다회용 생리용품을 살 때는 상표 종류마다 사용 후기를 읽어 봐. 어떤 제품의 후기가 좋고, 고객 서비스가 훌륭한지 확인하는 거야. 가격도 비교해. 일회용 생리용품의 가격에 맞추려면 몇 번이나 재사용해야 하는지도 계산할 수 있어야 해.

네가 원하는 것 요구하기

새로운 제품은 계속 나오고 있어. 놓치지 말고 최신 정보를 확인해! 어린이와 청소년에게 무료로 지원하는 생리용품을 쓰고 있거나, 가족이 너에게 생리용품을 사 주고 있다면, 네가 원하는 제품을 요청해 봐. 너를 대신해서 구입한 생리용품에도 넌 말할 자격이 있어.

나만의 생리용품 만들기

너만의 생리용품을 직접 디자인해 봐. 학교나 도서관, 문화 센터 등에서 샘플 제품을 만드는 데 도움을 줄 사람을 찾을 수도 있어! 금기시하는 생각을 깰 수 있도록 네가 만든 제품의 광고도 만들고, 포장도 디자인해. 말장난을 해 봐도 돼. 웃길 수 있게, 재미있게 노는 거지!

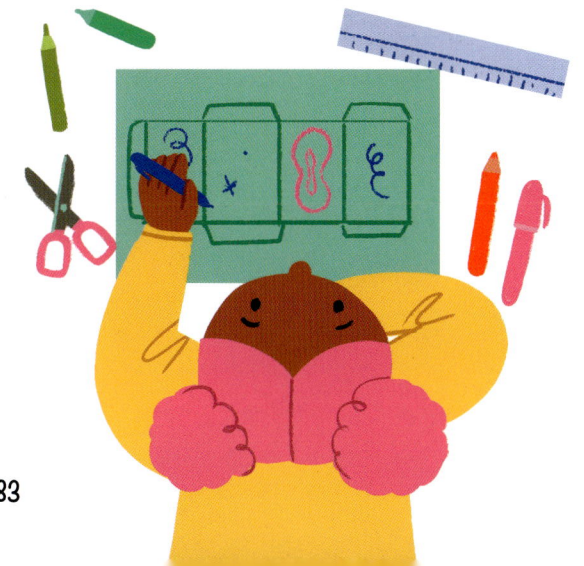

생리를 당당하게 말하기

생리와 사춘기를 처음에 어떻게 알게 되었니? 친구와 가족에게서 듣거나 영화나 광고를 통해 보고 배우는 사람들이 많을 거야. 너에게 생리와 사춘기를 알려 준 사람들은 자신감이 있고 지식이 많아 보였니? 지금 너는 생리를 이야기할 때 얼마나 편안하니? 생리에 대한 대화를 시작하고 이어 가는 방법을 알려 줄게.

많이 나눌수록 좋은 지식과 경험

생리는 개인적인 일이지만, 비밀이 되어서는 안 돼. 또 누구도 서로 다르게 말하지 않아야 해. 지식과 경험은 나눌수록 든든한 힘이 되지. 혼자 걱정하면 생리를 더 나쁘게 만들 수 있어. 더 많이 나눌수록, 네가 안전하게 지낼 수 있는 공간이 넓어질 거야.

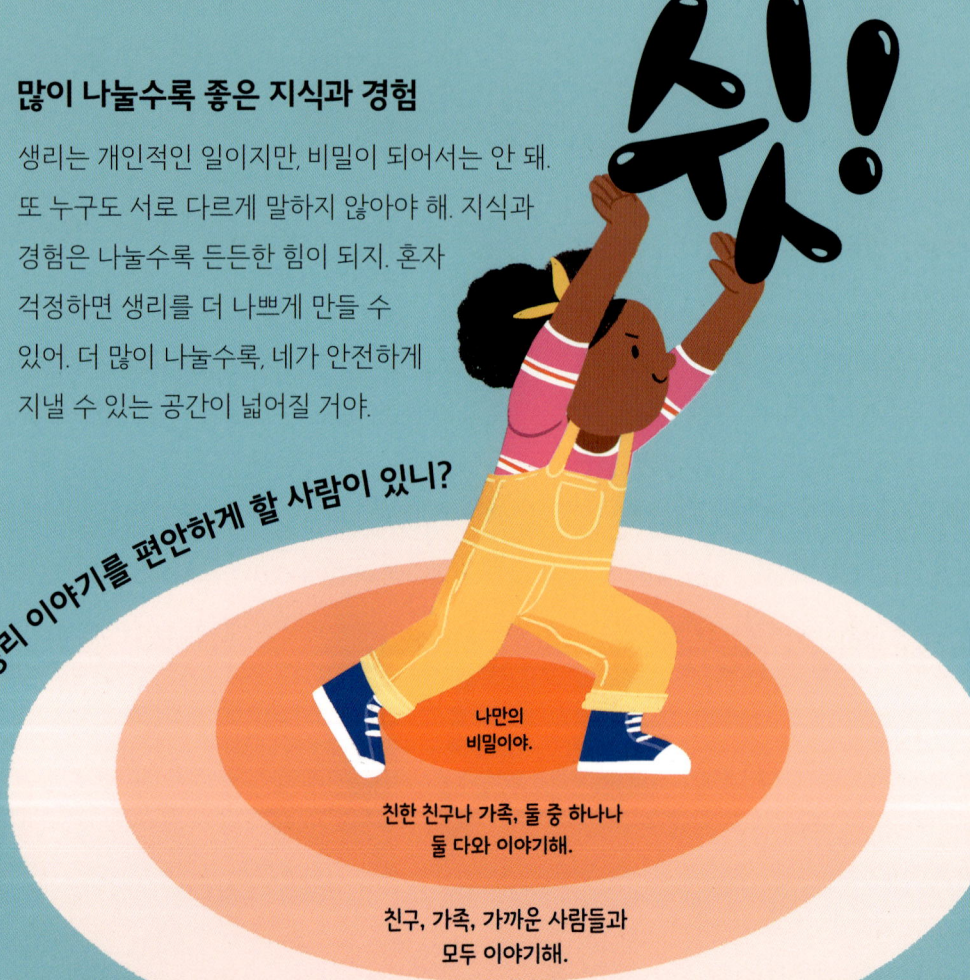

생리 이야기를 편안하게 할 사람이 있니?

나만의 비밀이야.

친한 친구나 가족, 둘 중 하나나 둘 다와 이야기해.

친구, 가족, 가까운 사람들과 모두 이야기해.

모든 사람과 이야기해!

모든 사람을 포용하기

이 책에 나오는 정보는 생리하는 사람만을 위한 것은 아니야. 모든 사람은 경험과 자기 정체성에 따라 생리를 보는 눈을 갖게 돼. 그래서 아는 게 많아질수록 생리를 다루기도 더 쉬워지지. 수년 전에 법과 광고를 만드는 사람들이 지금 네가 알고 있는 걸 알았더라면, 상황이 훨씬 좋았을 거야. 그래서 모든 사람들이 생리를 말하는 방법을 찾아야 해. 모두가 생리를 좋아하는 것도 아니고 누구나 생리를 하는 것도 아니지만 불편하더라도 다름을 존중하고, 함께 나누고, 모른 척하지 않는 게 중요해.

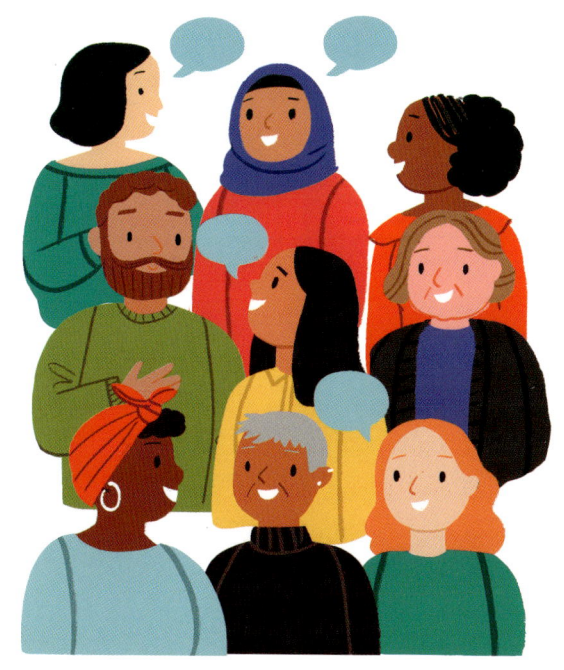

생리에 별명 지어 주기

생리를 완곡어법을 부르지 않도록 권하지만, 생리를 새로운 이름으로 부르면 결코 안 된다고 생각하지는 마. 생리가 너한테 적이 아니라 친구처럼 느껴지도록 별명을 붙여 주는 거니까. 너나 다른 사람에게 무슨 일이 일어나고 있는지 숨기지만 않으면 돼.

생리로 말장난하면 엄청 재미있어. 지금 몇 가지를 떠올려 봐. 파도처럼 계속 이어지지 않니? 마구 떠오를 때는 멈추기가 어려워, 그렇지? 생리를 떠올리면서 웃다니 정말 멋진 일이야. 말장난을 해 봐.

당당하게 '월경'이라고 말하기

월경이라는 말이 입에 딱 붙지 않는다고? 그럼 너를 도와줄게. 월경은 여러 나라에 걸쳐서 가장 의학적이며 유용하고 정확한 말이야. 어른이나 의사들만 사용해야 하는 말이 아니지. '여성 위생', '위생용품'이라는 말 대신 '월경용품'이라고 하면 난 기분이 훨씬 좋아.

우리 몸이 하는 일에 이름을 붙이면 자신감과 힘이 느껴지거든. 또 생리하는 사람이든 하지 않는 사람이든 누구나 생리를 생각하고 말하는 건강한 방식을 배우는 데도 도움이 돼.

학교에서 생리 긍정 활동하기

너는 생리를 좋다고 느끼지만 다른 사람들은 너와 같지 않을 수 있어. 아직까지는 말이야! 창피해하고 쉬쉬하는 문제로 생각하지 않고, 모두가 생리에 대해 더 많이 배우고 자신 있게 다루는 환경을 만들려면 어떻게 해야 할까? 생리 긍정 세상을 만들기 위한 몇 단계의 방법이 있어.

학교를 돌아봐

너희 학교는 생리에 얼마나 긍정적이니? 수업 시간에 화장실에 가도 되니? 생리 수업을 하니? 모든 성별 학생들이 함께 생리 수업을 듣니? 선생님이 생리 대화를 하는 훈련을 받았니? 생리 대화를 할 때 선생님을 믿을 수 있니? 학교에서 특정 상표나 로고를 말하지는 않니? 다회용 생리용품과 지속 가능성을 가르치니? 성별, 능력, 문화와 관계없이 모두 배울 수 있니?

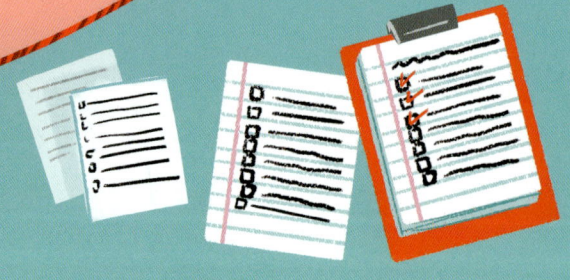
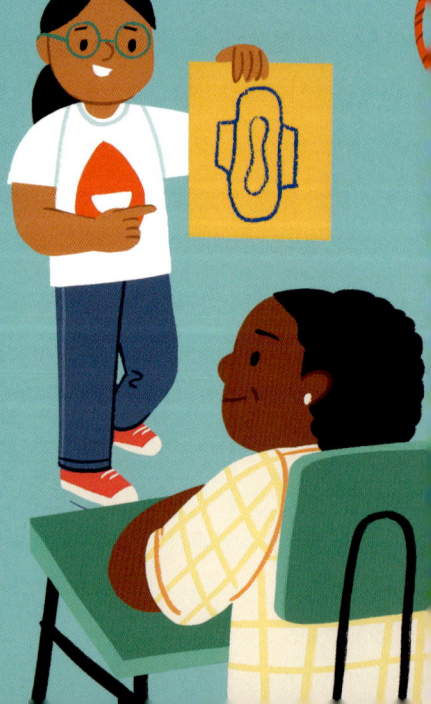

이런 질문 목록을 만들고, 학교(동아리나 모둠)가 더 나아질 수 있도록 전문가에게 조언도 구해 봐. 다회용 생리용품을 더 알고 싶다고 학교에 건의할 수 있고, 미술이나 기술 수업 시간에 생리대나 생리대 포장을 만들어 보는 것처럼 월경을 더 다양한 과목에서 주제로 해 달라고 학교에 요청할 수도 있어.

나의 이야기

언젠가 나는 이렇게 평가한 적이 있었어. 사춘기를 다루는 전단지나 책 속 그림에서는 고민 가득한 얼굴을 한 아이들만 보여 주고 있다고 말이야. 또 '관리'보다는 '대처'나 '고통'처럼 부정적인 단어를 사용한다는 것도 알게 되었지. 난 그것들을 바꿔 달라고 했고, 요청을 멈추지 않았어. 그리고 드디어 영국 국립 학교 교육 과정에서 사용하는 단어들이 바뀌게 되었지.

활동을 퍼뜨려!

반이나 모둠, 동아리에서 네가 하는 활동을 가르쳐 줘도 되는지 물어봐. 간단한 생리 상식 퀴즈를 내거나, 생리용품 맘보 춤을 알려 주거나, 지금까지 네가 배운 내용을 바탕으로 전체 수업안을 짜 봐. 만일 잘 되면, 다른 아이들도 자기 반이나 동아리를 가르칠 수 있도록 알려 줘.

크래프티비즘을 해 봐

크래프티비즘은 수공예품을 만들어서 어떤 문제에 대해 설득하는 거야. 수공예(Crafts)와 행동(Activism)을 합친 말이지. 뜨개질, 베이킹, 코바늘뜨기, 바느질, 그림, 디자인 또는 제작을 할 수 있다면 도전해! 코바늘 뜨기로 자궁이나 외음부 모양 컵케이크를 만들 수 있고, 구슬과 고무줄로 생리 주기 팔찌를 만들 수 있어. 색깔과 모양이 다른 구슬로 생리 주기의 여러 단계도 표시해 봐. 나는 생리가 새는 걸 걱정하지 말라고 빨간색 얼룩 모양의 배지, 장신구, 스티커를 만들었어. 너도 할 수 있어!

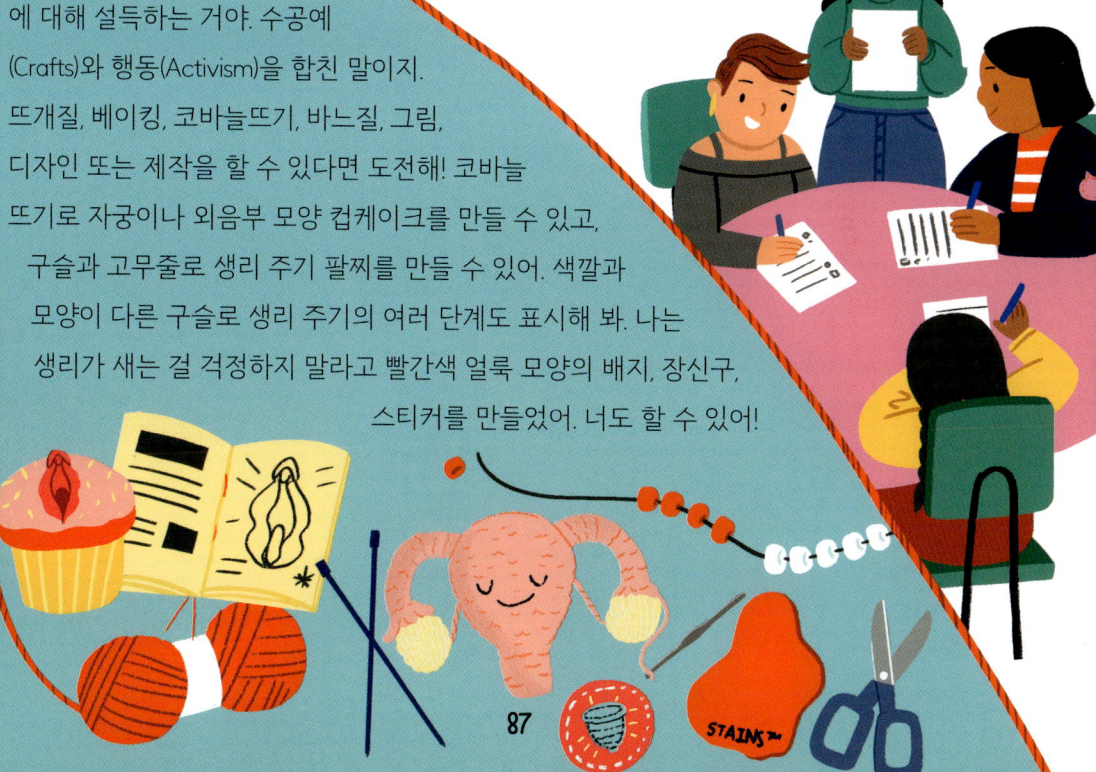

생리 긍정 약속 나누기

2006년 나는 '생리 긍정'이라는 말을 만들었어. 이 말은 커다랗고 친근한 생리 얼룩처럼 전 세계로 퍼졌지. 이 약속은 네가 사람들을 돕거나, 생리에 대한 고정 관념을 깨는 활동을 할 때, 공정하고, 긍정적이고, 남을 존중하는 방법으로 하고 있는지 확인할 수 있게 도와줄 거야.

1 '위생용품', '여성 위생', '여성 위생 관리'라고 하지 말고 '생리용품', '월경용품'이라고 부르자. 생리가 깨끗하지 못하다고 느끼게 하거나 생리용품을 쓰려면 '여성스러워야'한다는 고정 관념을 가져오는 말에서 벗어나자는 거야.

2 생리를 말할 때 그 누구도 빼놓지 않아야 해. 모든 사람이 생리를 배울 자격이 있어.

3 다회용 생리용품 사용법을 알아 두고, 일회용 플라스틱 사용을 줄이도록 해. 그다음, 사람들에게 네가 왜 그렇게 하는지 알려 줘.

4 너 자신에게(다른 사람에게도) 다시 한번 기억시켜 줘. 초경에서 폐경까지 전체 생리에 대한 자세한 내용을 꼭 알아 두기로 말이야.

5 집과 학교, 다른 장소에서 생리할 때, 그곳에 필요한 것이 다 갖추어져 있는지 살펴봐. 준비가 되어 있지 않다면 바꾸려 노력해야 해.

6 성과 생식에 대한 건강을 지키려면 생물학 공부가 필요해. 그래야 네 몸이 어떻게 건강하게 기능하는지 알 수 있고, 몸에 이상이 있을 때도 잘 알아차릴 수 있어.

7 삶의 어떤 부분에서 차별을 받으며 살고 있어서 월경 걱정을 더 많이 하는 사람들이 있다면 그들의 권리를 위해 함께 노력해야 해.

8 교육을 받고, 연습하고, 잘 선택해야만 월경을 관리하기 쉬워진다는 걸 기억해.

9 고정 관념, 두려움, 꺼리는 마음을 이용해 광고하는 생리용품 회사가 아직도 있다면 이의를 제기해야 해.

10 생리에 대해 본 어떤 내용을 다른 사람들과 나누고 싶다면, 그것을 만든 사람을 먼저 믿을 수 있어야 해.

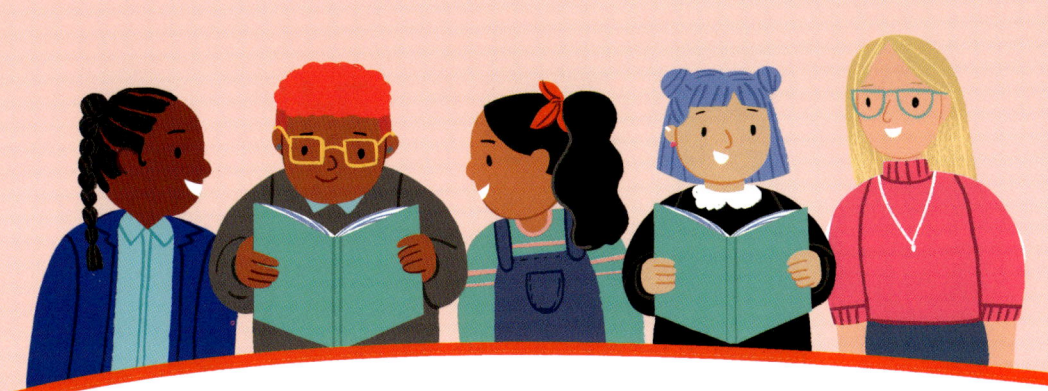

11 생리에 대해 공유하고 싶은 어떤 내용을 찾았다면, 믿을 만한 자료인지 먼저 확인해.

12 학교나 자선 단체와 함께 일하는 회사가 있다면, 그들이 왜 그렇게 일하는지 알아봐. 광고하기 위해서인지, 정말 사람들의 말에 귀 기울이고 도움을 주려는 것인지 제대로 알아야 해.

13 생리에 대해 말할 때 누군가 실수를 하면 바로잡아 주는 게 좋아. 하지만 그 사람이 당황하지 않게 다른 사람이 없는 데서 알려줘.

14 생리에 대한 새로운 정보가 여전히 많이 나오며, 늘 배워 가야 한다는 걸 기억해.

15 네 몸과 사춘기, 생리를 절대 창피해하거나 부끄러워하지 마.

16 광고, 영화, 인터넷, 책, 텔레비전, 기타 미디어에서 생리를 부정적으로 보여 준다면 이의를 제기해야 해.

17 생리를 말할 때 '월경'이라는 단어를 자주 자랑스럽게 사용해도 돼. 속삭이거나 부정적인 완곡어법을 쓰거나, 비밀스런 제스처로 생리를 숨기지 마.

18 무엇이 네 몸에 좋은지 알 수 있게 친구, 가족과 함께 의견과 정보를 나눠. 생리에 문제가 있으면 의사의 진찰을 받도록 해.

19 기억해. 나이, 인종, 성별, 성, 능력, 배경, 문화에 관계없이 누구든 월경을 말할 수 있어. 약자들이 스스로를 위해 말할 수 있는 공간이 있는지 확인해 봐. 만약 그 약자가 너라면, 자신감을 가지고 그 공간을 차지해야 해!

20 계속 질문해. 월경을 바라보는 새로운 방식을 환영하며 마음을 열어 봐.

생리는 나의 것!

이 책은 너를 위한 생리 사용 설명서야. 이 책을 읽기 전에 생리에 대해 얼마나 알고 있었니? 시간을 들여서 더 잘 알게 된 걸 축하해! 여기가 이 책의 마지막이야. 하지만 너는 이제 막 월경과의 관계를 시작한 거야. 지금부터 네가 아는 걸 나누고, 질문을 많이 해야 해!

생리를 알면 알수록, 많이 이야기할수록, 생리에 대해 꺼리고 쉬쉬하는 일은 줄어들 거야. 더 이상 생리에 대한 금기를 물려주지 않을 거라는 뜻이야. 네가 알고 있는 것을 전해 줄 사람들을 이미 많이 알고 있겠지. 책에 나온 내용을 그 사람들과 나눠. 함께 나눌 수 있는 재미있는 방법들도 많잖아. 넌 생리에 대한 지식을 많이 갖게 되었어. 이제 네 차례야!

가족들과 친구들에게 질문해

몇 년 전 처음으로 생리에 대한 금기를 떠올리고 나서, 나는 엄마, 언니, 할머니, 가장 친한 남자 친구를 인터뷰해 보았어. 너도 가족을 인터뷰해 봐! 모든 사람이 인터뷰를 하고 싶어 하는 건 아니지만, 물어보지 않으면 알 수 없어. 생리하는 사람이나 하지 않는 사람 누구나 생리에 대해 할 이야기는 있어.

기억해. 누구나 한때는 자궁이 자기 방이었다는 걸!

이 책 각 장의 내용을 바탕으로 질문을 만들어 봐. 그들은 생리를 어떻게 배웠고, 지금은 어떻게 생각하는지, 앞으로는 어떻게 되었으면 하는지 알아봐.

이 인터뷰는 어떻게 남길까? 만화로 그릴 수도 있고, 영상으로 만들 수도 있지.

동생들에게도 질문해

너보다 어린아이들과 동생들을 위한 질문도 준비해. 아이들에게 생리를 어떻게 가르쳐 줄지 생각해 봐. 이렇게 해 보자. 자궁은 아기가 태어나기 전에 아기를 보호하려고 피로 베개와 이불을 만든다고 설명하는 거야. 그럼 자궁은 왜 베개와 이불을 피로 만들까? 왜냐하면 자궁은 이불 가게에는 갈 수 없기 때문이지! 대신 우리 몸은 뽀송뽀송한 피를 매일 조금씩 만들어. 그러니까 자궁이라는 방에서 피는 완벽한 이불인 셈이야.

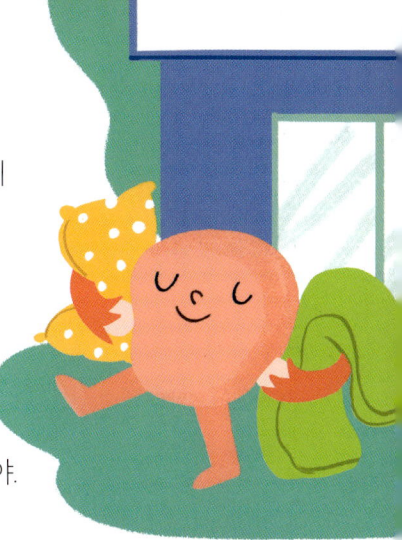

자, 이제 네 차례야!

생리에 대해 알아야 할 모든 것을 우리가 결코 다 알아내지는 못할지도 몰라. 하지만 우리는 항상 배우고 있어. 이게 지금 내가 아는 전부야. 하지만 앞으로도 계속 더 알아내고, 알아낸 걸 더 많이 이야기할 거야. 너도 그랬으면 좋겠어! 그러니까 '생리 긍정' 배우기는 여기서 끝이 아니라 시작이야. 어때, 정말 멋지지!

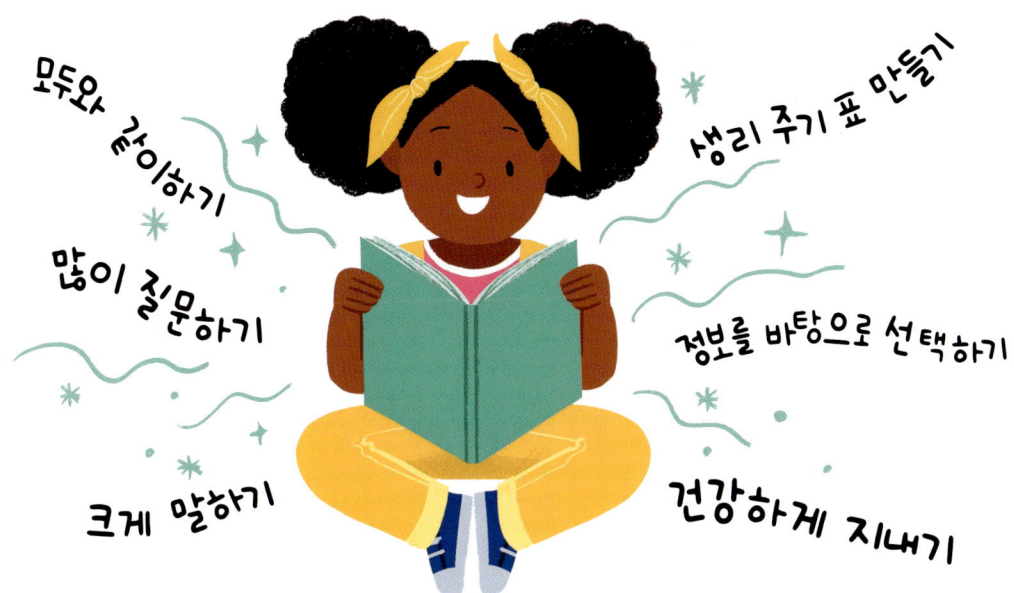

용어 설명

가임기 임신(아기를 갖는 것)을 할 수 있는 기간을 뜻해요.

각성 자극에 반응하고 흥분되는 느낌을 말해요. 성적으로 기분이 좋은 것과도 연결돼요.

고정 관념 특정한 사람이나 사물을 바라보는 단순하고 부정확한 생각이지만 널리 알려져 있는 것을 말해요.

골반 엉덩이 쪽의 신체 부위예요. 생식 기관을 포함해서 말하기도 해요.

골반 기저근 방광, 자궁, 대장 등 장기를 받쳐 주는 골반 밑부분 근육이에요.

금기 어떤 공동체나 문화에서 어떤 것을 하거나 말해서는 안 된다는, 말로 하지 않아도 따르는 규칙을 말해요.

기관 우리 몸에서 특정한 일을 하는 신체 부위에요. 심장, 피부 등이 모두 기관이에요.

나팔관(팔로피오관) 난자를 난소에서 자궁으로 운반하는 관이에요.

낙인 어떤 사람이 수치스럽게 여겨지는 일을 했기 때문에 나쁘고 잘못되었다고 믿게 만드는 거예요.

난소 난자를 만들고, 보관하고, 자라게 하는 분비샘이에요. 자궁 오른쪽과 왼쪽에 한 쌍으로 있어요.

난자(난세포) 정자와 만나 수정되면 자궁벽에 착상해서 임신으로 이어지는 세포예요.

난포 난소에 있어요. 액체로 채워져 있는 작은 주머니인데, 자라나는 난자를 품고 있지요.

대리모 임신이 어려운 사람을 위해 아이를 대신 낳아 주는 사람이에요.

독성쇼크증후군(TSS) 탐폰을 사용할 때 아주 드물게 생기는 병이에요. 매우 심각한 박테리아 감염이지요.

미디어 리터러시 광고, 웹사이트 등 다양한 미디어에서 나오는 메시지의 의미를 해석할 수 있는 능력을 말해요.

미신 많은 사람들이 그렇게 알고 있지만 사실이 아닌 믿음이에요.

박테리아 다른 생물체 안에서 살고 자라는 작은 생물체예요. 좋은 박테리아도 있지만 질병을 일으키는 것도 있어요.

배란 난소에서 다 자란 난자를 내보내는 것을 말해요.

백신 특정한 질병에 걸리지 않도록 면역력을 높여 주기 위해 사람들에게 주사하는 물질이에요.

분비물 자궁 경부나 질에서 만드는 체액이에요. 분비물은 대부분 건강한 것이고 정상이에요. 하지만 가끔은 감염 때문에 생기기도 해요.

분비샘 몸속이나 몸 바깥으로 내보내는 화학 물질을 만드는 몸의 여러 기관 중 하나예요.

사춘기 청소년의 신체가 아기를 낳을 수 있는 성인의 신체로 성장하고 변하는 시기예요.

살균 열로 끓이거나 약을 써서 박테리아를 없애는 거예요.

생리대 생리혈을 흡수시키려고 옷 안쪽에 착용하는 거예요. 여러 겹 흡수층으로 만들어지며, 일회용 제품과 다회용 제품이 있어요.

생리컵 생리혈을 받아 내기 위해 질에 넣어 쓰는 실리콘 컵이에요.

생리통 생리할 때 근육 수축 때문에 아픈 것을 말해요. 경련이 느껴지는 것은 자궁의 내벽을 밀어내려고 자궁이 수축하기 때문이에요.

생리 팬티 속옷 가운데 부분에 천 생리대를 넣어 만든 생리용품이에요. 여러 번 재사용할 수 있어요.

생식 기관 아기를 만드는 일에 관련되는 신체 기관을 말해요.

에스트로겐 난소에서 분비되는 호르몬이에요. 난자를 성숙시키며 생리 주기의 많은 부분을 조절해요.

완곡어법 어떤 단어를 쓰면 불편해지거나 다른 사람들이 불편해할까 봐 다른 단어나 말로 바꾸어 쓰는 것을 말해요.

외음부 음핵, 음순, 질 입구 등 생리하는 사람의 외부 생식 기관을 부르는 말이에요.

요도 오줌을 방광에서 몸 밖으로 내보내는 관이에요.

유기물 살아 있는 생물의 몸을 이루고 있는 물질이에요.

윤활액 마찰을 줄여 부드럽게 움직일 수 있도록 표면을 칠해 주는 미끄러운 물질이에요.

음모 골반 쪽 생식 기관 둘레와 허벅지, 배까지를 덮는 털을 말해요.

음순 외음부의 안쪽 주름(소음순)과 바깥쪽 주름(대음순)을 함께 말해요.

음핵 성적인 좋은 느낌을 만드는 민감한 기관이에요. 외음부 윗부분에서 시작해서 피부 아래까지 이어져 있어요.

음핵 귀두 음핵의 끝부분에 동그랗게 생긴 부위예요. 음핵과 같은 기관이에요.

인대 뼈를 연결하고 근육이나 장기를 받쳐 주는 단단한 조직이에요.

인유두종바이러스(HPV) 생식기 사마귀나 특정한 암을 일으킬 수 있어요. 흔하게 전염되는 바이러스이지요.

일회용 한 번 사용하고 버리도록 만든 것을 말해요.

자궁 배아가 태아로 자라나는 기관이에요. 매달 난자를 보호하려고 자궁의 내벽이 두꺼워져요. 이 자궁의 내벽이 떨어져서 생리혈로 나오지요.

자궁 경부 자궁 아래쪽에 자리 잡고 있는 좁은 부분으로, 질과 연결돼요. 강한 근육 조직으로 되어 있어요.

자궁 내막 자궁을 둘러싸고 있는 조직이에요. 혈액으로 가득 차 있어요.

잡지 무료로 나누어 주거나 판매하기 위해서 정기적으로 만드는 소책자예요. 내 손으로 만든 나만의 소책자는 '진'이라고 부르기도 해요.

재사용 한 번 사용한 뒤 버리지 않고 계속 사용할 수 있게 만든 것을 말해요.

점액 우리 몸의 점막에서 만드는 끈적끈적한 물질이에요. 몸의 어떤 부분을 부드럽고 깨끗하게 하고, 보호해 줘요.

접착면 속옷에 생리대를 붙이는 것처럼, 무언가를 떨어지지 않게 하는 달라 붙는 면을 말해요.

정자 난자와 수정해요. 임신이 되는 데 필요한 세포이지요.

지속 가능성 지구 자원을 보호하고, 다 써서 없애지 않도록 관리하고 이용하는 방식이에요.

질 외음부에서 자궁으로 이어지는 통로예요. 민감하며 근육질로 되어 있어요.

창피함 당황스러움보다 더 강한 감정이에요. 자신이 나쁘고 잘못된 것 같거나 자기 성격이나 행동, 상황을 남이 좋지 않게 판단할 때 느끼게 돼요.

체내형 생리용품 질 안쪽에 착용해서 생리혈을 모으거나 흡수하는 제품이에요.

체외형 생리용품 몸 밖으로 착용해서 생리혈을 흡수하는 제품이에요.

초경 첫 번째로 하는 생리를 뜻해요.

탐폰 질에 넣어서 생리혈을 흡수하는 일회용 생리용품이에요. 흡수가 잘 되는 면과 기타 재료로 만들어요.

탐폰 애플리케이터 탐폰을 질 내부로 밀어 올려 주는 보조 기구예요. 작은 튜브 두 개로 이루어져 있어요.

폐경 삶에서 생리 주기가 끝나는 시기예요.

피임 난자가 수정되지 않게 하고, 임신을 막는 것을 말해요.

항문 엉덩이 사이에 있는 똥이 나오는 구멍이에요.

혈전 걸쭉하게 굳어진 혈액 덩어리예요. 젤리처럼 생겼어요.

호르몬 다양한 생물학적 기능을 조절하기 위해 몸에서 만들어지는 화학 물질 중 하나예요.

회음부 외음부와 항문 사이의 민감한 부위를 말해요.

찾아보기

ㄱ
가임기 26
가족 만들기 26, 28-29
간성 7
감정 변화 20-23, 39
고정 관념 43, 88
골반 12, 46
골반 기저근 52, 59
골반 기저 운동 52
광고 67, 78-85, 88-89
금기 68, 70, 72, 78, 81-83, 88

ㄴ
나팔관(팔로피오관) 16-17
낙인 68, 78
난소 16, 18-19, 24, 28, 31, 38
난임 28
난자 16, 18-19, 21-22, 24, 27-29, 31
난포 18-19, 21
난포자극호르몬(FSH) 18-19
내분비계 18-19
냄새 45, 67
논바이너리 7
뇌하수체 18-19

ㄷ
다낭성난소증후군(PCOS) 47
달의 주기 73
도말 검사 53
독성쇼크증후군(TSS) 62-63, 80
똥 15, 38-39, 58

ㅁ/ㅂ
마사지 38
많은 땀 44
바다수세미(해면) 63
반점(피부) 37, 51
배란 17, 22-23, 26-27, 29, 31, 37-38, 42, 44
변비 39
부신 19
분비물 34, 44-45
  건강하지 않은 분비물 45
  생리혈 함께 참고
불규칙한 생리 주기 27, 46, 49
불임 28
비밀 77, 79-80, 82, 84

ㅅ
사춘기 10, 13, 18, 24, 28, 44, 46, 84, 87, 89
사춘기 전 24
생리 20, 32-67
  불규칙한 생리 주기 27, 46, 49
  생리 관리 32-67
  생리 기간 31

생리에 대해 이야기하기 4, 11, 48-49, 76, 81,
　　　　　　　　84-85, 88-91
　생리할 때 느낌 36-39
　완곡어법 76, 85, 89
　초경 7, 25, 31, 49
　초경 나이 7, 31
　평생 생리하는 기간 31
　폐경 나이 27
　생리혈 함께 참고
생리 긍정 4, 68-91
　생리 긍정 약속 88-89
　생리 문제에 대해 도움 요청하기 48-49
생리 주기 18, 20-23
　생리 주기 표 40-43
생리 팬티 55, 81
생리대 56-57, 78-79
생리에 대한 근거 없는 말 72-77
생리용품 54-65, 77
　나만의 생리대 만들기 56, 65, 83
　다회용 생리용품 54-59, 78, 81, 83
　일회용 생리용품 54, 56-57, 60-64, 67, 78-81
　지속 가능성 64-65, 81, 86
　체내형 생리용품 54, 56, 58-63
　체외형 생리용품 54-57
생리컵 58-59, 63, 81
생리통 20, 38, 46, 48, 50, 56, 75
　여성생식기절제술(여성 할례) 함께 참고
생리혈 12, 14, 20, 34-35, 38, 48, 76-77, 91
　냄새 67
　색상과 질감 34

생리에 대한 근거 없는 말 72-77
생리혈이 새는 것 57, 62, 67, 70, 78, 82
양이 많은 날 35, 37
얼룩 66-67, 87
피의 양 31
혈전 35
생식 기관 12, 16, 18, 20
성 유동성 7
성병 45
성선자극호르몬(GnRH) 18
성장 10-11, 24-27
성적인 좋은 느낌 15, 52, 75
세균성 질염 45
속옷 44
　생리 팬티 55, 81
　얼룩 66-67, 87
수영 56, 58-59, 75-76, 79
스킨샘 14, 17
스트레스 30-31, 41, 46
시상하부 18
식습관, 건강 50
심술 23, 39

◉

암 47, 53
앱 43, 80
얼룩 66-67, 87
에스트로겐 18
여성생식기절제술(여성 할례) 47
열 패드 38

완곡어법 76, 85, 89
외음부 12-17, 24, 37-38, 45, 51
    여성생식기절제술(여성 할례) 47
    외음부 구조 14-15
    외음부 모양, 크기, 피부색 12-13, 51
    외음부 청결 51
    외음부 통증 46
요도 14, 44
운동 38, 50
월경에 이름 짓기 76, 85
월경전불쾌장애(PMDD) 47
월경전증후군(PMT) 39
유방 압통 37
윤활액 14, 27, 44
음모 13, 51
음순 13-15, 51
음순 소대 15
음핵 15
음핵 귀두 15
인유두종바이러스(HPV) 53
일기, 일지 39, 42, 82
임신 25-29, 46, 52

ㅈ

자궁 16-17, 19-20, 24, 28-29, 34-35, 38, 72, 91
자궁 경부 17-18, 29, 44, 53
자궁 내막 16, 18, 34
자궁내막증 47
자기 관리 20, 32, 39

잘못된 정보 72-77, 81
잠 53
점액 18, 34, 44
정신 건강 26, 47, 72
정자 28-29, 44
종교적 금기 75
진균성 질염 45
질 14-15, 17, 24, 37, 44, 52
    윤활액 14, 27, 44
    질 입구 14-15, 17
    질 청결 유지 45, 51
    질 통증 46
질염 45

ㅊ

창피함 32, 67, 70-71, 82, 89
체외 수정 29
초경 7, 25, 31, 49
출산 17, 52
출혈 12
    이번 생리 기간과 다음 생리 기간 사이 46-47
    생리혈 함께 참고
치골 52

ㅋ / ㅌ / ㅍ

크래프티비즘 87
큰질어귀샘(바르톨린샘) 14, 17
탐폰 60-63, 79-80
테스토스테론 19
통증 38, 46-47

생리통 함께 참고
트랜스젠더 7
폐경 27-28, 31
폐경 후 27
폐경전후증후군 26-27
표(생리 주기 표) 40-43
프로게스테론 18-19
피부 관리 37, 51
피임 28

학교에서의 생리 긍정 81, 86-87
허리 통증 38, 46
혈전 35
호르몬 18-19, 23-27, 29-30, 37-38, 41, 44, 46, 51
황체기 23
황체형성호르몬(LH) 18-19
회음부 14-15, 52

★★★ 참고할 수 있는 자료 ★★★

해외 여러분과 어른들이 어떻게 더욱 생리를 긍정할 수 있는지 자세히 알고 싶다면, 이 책의 작가인 첼라 퀸트의 생리 긍정 사이트를 방문해 보세요.
첼라 퀸트의 생리 긍정 사이트 www.periodpositive.com

옛날 생리용품 광고를 보고 싶다면 듀크 대학교의 광고 자료실을 확인해요.(feminine hygiene(여성 위생)을 검색하고, 10년 단위로 보면 돼요.)
듀크 대학교 자료실 repository.duke.edu/dc/adaccess

생리와 생식 건강의 여러 정보를 알고 싶다면, 특히 언젠가 생리 연구자가 되고 싶다면, 아래의 생리 주기 연구 학회를 방문해 보세요.
생리 주기 연구 학회 www.menstruationresearch.org

국내 생리와 어린이 청소년 성에 대한 고민이 있다면, 전화와 게시판, 채팅 등으로 언제든지 상담할 수 있어요.
청소년 사이버 상담 센터 www.cyber1388.kr

대한산부인과의사회 피임생리연구회에서 운영하는 생리 정보 사이트예요. 생리 정보와 생리와 관련된 다양한 캠페인도 만날 수 있어요.
와이즈우먼 피임·생리 이야기
www.wisewoman.co.kr/piim365

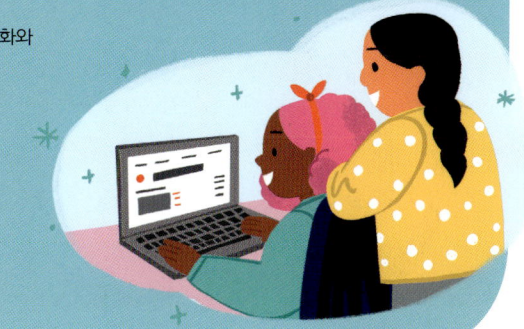

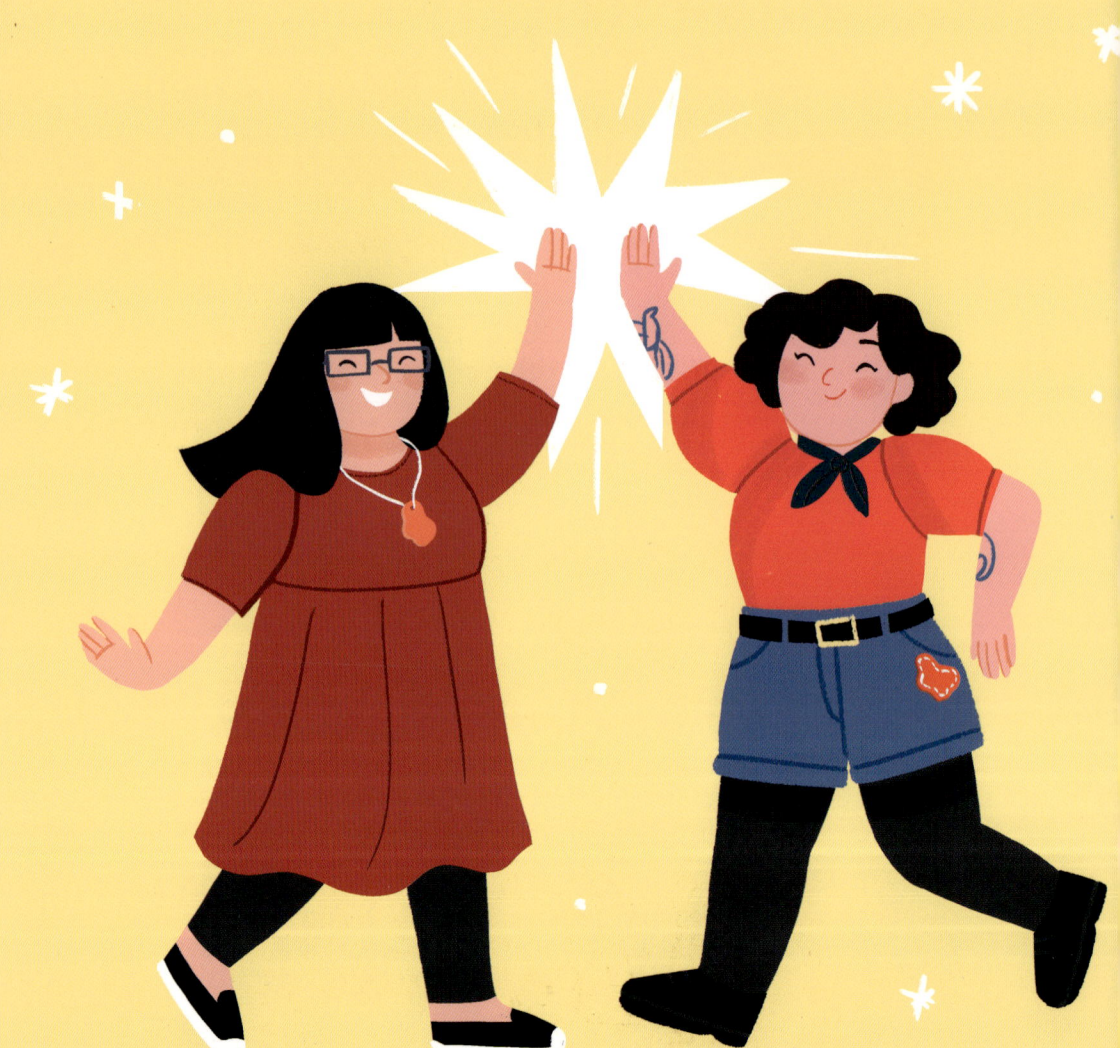